高等医药院校配套教材

医学细胞生物学与医学遗传学实验

主　编　肖福英　蒋林彬
编　者　(以姓氏笔画为序)
　　　　王凌宇　韦日明　肖福英
　　　　吴群英　蒋林彬

復旦大學出版社

前　　言

随着人类遗传学和分子生物学等学科突飞猛进的发展，医学细胞生物学和医学遗传学作为生命科学的前沿学科，其作用和地位日益突出，这两门课程也是医学院校的重要专业基础课，其实验技术的掌握是医学生必备的基本技能。鉴于目前各院校开设的课程不完全相同，有的分别开设医学细胞生物学和医学遗传学；有的则开设医学生物学，但医学细胞生物学和医学遗传学仍是其主要内容。同时，考虑到教学课时的差异，我们根据多年的教学实践，编写了这本实验教材。本书内容包括医学细胞生物学实验和医学遗传学实验两部分，以分别适应医学生物学、细胞生物学和医学遗传学实验教学的需要。在实验内容的选择上，更注重地方院校的实际条件，具有广泛的适用性和可操作性，可供高等医学院校临床医学、医学检验、药学、生物技术等专业的学生使用。

本书由3部分组成。第一部分为医学细胞生物学实验，共安排了14个实验内容，包括显微镜的结构和使用、细胞的基本形态和结构、细胞的生理活动、细胞骨架、细胞分裂、细胞培养等。第二部分是医学遗传学实验，共安排了9个实验，包括人类正常遗传性状的调查、人类染色体标本的制备、人类染色体G带的观察及核型分析、性染色质检查、皮纹分析等。第三部分为附录，内容包括试剂的配制、人类遗传性状与疾病关联调查表以及染色体核型分析报告表。

由于编者的学识和经验有限，书中的疏漏和错误在所难免，衷心期待使用本教材的广大师生批评、指正和建议，以便今后修订。

编者

2007年7月

目　　录

第一篇　医学细胞生物学

实验一	光学显微镜的结构与使用	1
实验二	显微测量法	11
实验三	细胞形态结构的观察及生物学作图基础	13
实验四	细胞组分的化学反应	16
实验五	细胞膜性质及细胞生理活动的观察	22
实验六	线粒体和液泡系的超活染色与观察	26
实验七	细胞骨架标本的制备与观察	30
实验八	细胞融合	32
实验九	细胞核与线粒体的分级分离	35
实验十	细胞分裂的形态观察	38
实验十一	小鼠骨髓细胞染色体标本的制备和观察	43
实验十二	减数分裂标本的制备和观察	46
实验十三	动物细胞的原代培养	50
实验十四	传代细胞培养与观察	53

第二篇　医学遗传学

实验十五	人类正常遗传性状的调查	59
实验十六	系谱分析	67
实验十七	性染色质标本的制备和观察	71
实验十八	人类外周血淋巴细胞的培养及染色体标本制备	74
实验十九	人类染色体 G 显带技术及观察	77

实验二十　人类染色体 G 显带核型分析 ………………………… 80
实验二十一　姐妹染色单体交换标本的制备 …………………… 86
实验二十二　小鼠骨髓嗜多染红细胞微核检测 ………………… 90
实验二十三　人类皮肤纹理分析 ………………………………… 93

附　录

一、试剂的配制 …………………………………………………… 101
二、人类遗传性状与疾病关联调查表 …………………………… 107
三、染色体核型分析报告表 ……………………………………… 108

第 一 篇

医学细胞生物学

第一篇

化學的原理及其等

实验一　光学显微镜的结构与使用

光学显微镜(light microscope)简称光镜,是利用光线照明微小物体以形成放大影像的仪器。显微镜的发明和使用已有400多年的历史。1590年前后,荷兰的汉斯(Hans)父子创制了放大10倍的放大镜。1665年英国物理学家虎克(Hooke)研制出性能较好的显微镜并用它发现了细胞。400年来,经不断改进,显微镜的结构和性能逐步完善,形成了品种繁多、型号各异的光镜系列。除了广泛使用的普通光镜外,还有相差显微镜、暗视野显微镜、荧光显微镜和倒置显微镜等有特殊功能或用途的光镜。光镜是生物科学和医学研究领域常用的仪器,它在细胞生物学、组织学、病理学、微生物学及其他相关学科的教学、科研工作中有着极为广泛的用途,是研究人体及其他生物机体组织和细胞结构的重要工具。

一、实验目的

(1) 掌握光镜的主要构造及其性能和显微镜的操作规程。
(2) 初步掌握低倍镜、高倍镜及油镜的使用方法。
(3) 了解显微镜的成像原理。

二、实验原理

普通光镜主要由机械系统和光学系统两部分构成,而作为显微镜核心部分的光学系统则主要包括物镜、目镜、聚光镜、光源等部件。

物镜和目镜都相当于一个凸透镜。被观察的标本是放在物镜下方的1~2倍焦距之间的,物镜可使标本在物镜的上方形成一个倒立的放大实像,该实像正好位于目镜的下焦点(焦平面)之内,目镜进一步将它放大成一个虚像,通过调焦可使虚像落在眼睛的明视距离处,在视网膜上形成一个直立的实像。显微镜中被放大的倒立虚像与视网膜上直立的实像是吻合的,该虚像看起来好像在离眼睛25 cm处。一台显微镜的性能和质量的高低可由其各方面的指标来反映,包括分辨率、放大率、镜口率、焦点深度和视场宽度等性能指

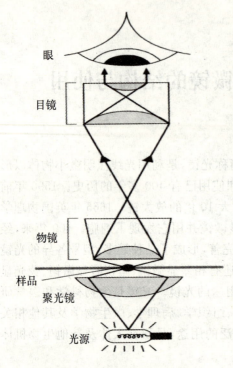

图 1-1 光学显微镜的成像原理

标。这些性能都有一定限度,彼此既相互作用又相互制约,改善或提高某一方面的性能,往往又会使另一性能降低(图1-1)。

分辨率(resolving power,R)也称分辨本领,是指显微镜或人眼在25 cm的明视距离处,能分辨出标本上相互接近的两点间的最小距离的能力。据测定,人眼的分辨率约为100 μm(0.1 mm),而光镜的分辨率可达 0.2 μm。显微镜的分辨率由物镜的分辨率决定,目镜与显微镜的分辨率无关,它只将物镜已分辨的影像进行第二次放大。放大率或放大倍数是光镜性能的一个重要参数,一台显微镜的总放大倍数等于目镜的放大倍数与物镜放大倍数的乘积。常用显微镜的最大放大倍数一般为1 600倍。

三、实验用品

(1) 材料:血涂片、羊毛交叉装片、英文字母装片。
(2) 器材与仪器:普通光镜、擦镜纸。
(3) 试剂:香柏油或石蜡油、擦镜液(乙醚:无水乙醇=7:3)。

四、实验内容

(一)显微镜的结构

普通光镜的构造分为两大部分:机械系统、光学系统。

1. 机械系统

显微镜的机械装置包括镜座、镜筒、物镜转换器、载物台、推片器、粗调螺旋、细调螺旋等部件。

(1) 镜座(base):镜座是显微镜的基本支架,它由镜座和镜臂两部分组成。在它上面连接有载物台和镜筒,它是用来安装光学放大系统部件的基础。

(2) 镜筒（tube）：镜筒上接接目镜，下接转换器，形成目镜与物镜间的暗室。

从物镜的后缘到镜筒尾端的距离称为机械筒长。国际上将显微镜的标准筒长定为 160 mm，此数字标在物镜的外壳上。

(3) 物镜转换器（revolving nose-piece）：物镜转换器上可安装 3～4 个物镜，转动转换器，可按需要将其中的任何一个物镜和镜筒接通。

(4) 载物台（stage）：也称平台，是位于物镜转换器下方的方形平台，用于放置被观察的玻片标本。平台的中央有一圆孔称为通光孔，来自下方的光线经此孔照射到标本上。

载物台装有弹簧标本夹或推片器，其作用为固定或移动标本的位置，推片器由一横一纵两个推进齿轴的金属架构成的，有的移片器上还附有纵横游标尺，可以计算标本移动的距离和确定标本的位置。游标尺一般由主标尺（A）和副标尺（B）组成。副标尺的分度为主标尺的 9/10。使用时先看副标尺的 0 点位置，再看主副标尺刻度线的重合点即可读出准确的数值。

如需重复观察已检查标本的某一部分，在第一次检查时，可记下纵横标尺的数值，以后按数值移动推片器，就可以找到原来标本的位置。

(5) 调焦器（focusing adjustment）：也称调焦螺旋，为调节焦距的装置，位于镜臂的上端（镜筒直立式光镜）或下端（镜筒倾斜式光镜），分粗调螺旋（大螺旋）和细调螺旋（小螺旋）两种。粗调螺旋可使镜筒或载物台以较快速度或较大幅度升降，能迅速调节好焦距使物像呈现在视野中，适于低倍镜观察时的调焦，而细调螺旋只能使镜筒或载物台缓慢或较小幅度地升降，细调螺旋每转一圈镜筒移动 0.1 mm，适用于高倍镜和油镜的聚焦或焦距的精细调节，也常用于观察标本的不同层次，一般在粗调螺旋调焦的基础上使用。目前大多显微镜的粗调螺旋和细调螺旋是共轴的。

有些类型的光镜，粗调螺旋和细调螺旋重合在一起安装在镜柱的两侧。在右侧粗调螺旋的内侧有一窄环，称为粗调松紧调节轮，其功能是调节粗调螺旋的松紧度（向外转偏松，向内转偏紧）。在左侧粗调螺旋的内侧有一粗调限位环凸柄，当用粗调螺旋调准焦距后向上推紧该柄，可使粗调螺旋限位，此时镜台不能继续上升但细调螺旋仍可调节。

2. 光学系统

显微镜的光学系统由反光镜、聚光器、物镜、目镜等组成，光学系统使物体放大，形成物体放大像。

(1) 反光镜（reflection mirror）：较早的普通光学显微镜是用自然光检视

物体，在镜座上装有反光镜。反光镜由平面和凹面两面镜组成，可以将投射在它上面的光线反射到聚光器透镜的中央照明标本。较高档次的显微镜镜座上装有光源，并有电流调节螺旋，可通过调节电流大小调节光照强度。

(2) 聚光器(condenser)：聚光器在载物台下面，它是由聚光透镜、虹彩光圈和升降螺旋组成的。

聚光器安装在载物台下，其作用是将光源经反光镜反射来的光线聚焦于样品上，以得到最强的照明，使物象获得明亮清晰的效果。聚光器的高低可以调节，使焦点落在被检物体上，以得到最大亮度。聚光器前透镜组前面还装有虹彩光圈，它可以开大和缩小，以调节进光量。

(3) 物镜(objective)：也称接物镜，安装在物镜转换器上。每台光镜一般有3~4个不同放大倍数的物镜，每个物镜由数片凸透镜和凹透镜组合而成，是显微镜最主要的光学部件，决定着光镜分辨率的高低。常用物镜的放大倍数有4×、10×、40×和100×等几种。一般将4×或10×的物镜称为低倍镜；将40×以上的称为高倍镜；将100×的称为油镜(这种镜头在使用时其顶端需浸在油中)。

在每个物镜上通常都刻有能反映其主要性能的参数，主要有放大倍数和数值孔径(如10/0.25、40/0.65和100/1.25)、该物镜所要求的镜筒长度和标本上的盖玻片厚度(160/0.17，单位为mm)等，另外，在油镜上还常标有"油"或"oil"字样。

油镜在使用时需要用香柏油或石蜡油作为介质，这是因为油镜的透镜和镜孔较小，而光线要通过载玻片和空气才能进入物镜中，玻璃与空气的折光率不同，使部分光线产生折射而损失掉，导致进入物镜的光线减少，而使视野暗淡，物像不清。在玻片标本和油镜之间填充折射率与玻璃近似的香柏油和石蜡油时(玻璃、香柏油和石蜡油的折射率分别为1.52、1.51和1.46，空气为1)，可减少光线的折射，增加视野亮度，提高分辨率。

不同的物镜有不同的工作距离，所谓工作距离是指显微镜处于工作状态(焦距调好、物像清晰)时，物镜最下端与盖玻片上表面之间的距离。物镜的放大倍数与其工作距离成反比。当低倍镜被调节到工作距离后，可直接转换高倍镜或油镜，只需用细调螺旋稍加调节焦距便可见到清晰的物像，这种情况称为同高调焦。不同放大倍数的物镜也可从外形上加以区别，一般来说，低倍镜最短，油镜最长，而高倍镜的长度介于两者之间。

(4) 目镜(ocula)：目镜的作用是把物镜放大了的实像再放大一次，并把物像映入观察者的眼中。目镜的结构较物镜简单，普通光镜的目镜通常由2块透镜组成,上端的一块透镜称"接目镜",下端的透镜称"场镜"。上下透镜之间或在2个透镜的下方,装有由金属制的环状光栅或叫"视场光栅",物镜放大后的中间像就落在视场光阑平面处,所以其上可安置目镜测微尺。目镜的规格:5倍、10倍、16倍和40倍,长度和放大倍数成反比。

(二) 显微镜的使用

显微镜结构精密,使用时必须细心,要按下述操作步骤进行。

1. 观察前的准备

(1) 移取:从显微镜柜或镜箱内拿出显微镜时,要用右手紧握镜臂,左手托住镜座,平稳地将显微镜搬运到实验桌上。切不可一只手提起,以免坠落和甩出反光镜及目镜。

(2) 安放:将显微镜放在自己身体的左前方,离桌子边缘约10 cm,右侧可放记录本或绘图纸。

(3) 对光:不带光源的显微镜,可利用灯光或自然光通过反光镜来调节光照,但不能用直射阳光,直射阳光会影响物像的清晰并刺激眼睛。

将低倍物镜对准通光孔,将聚光器上的虹彩光圈打开到最大位置,用左眼观察目镜中视野的亮度,转动反光镜,使视野的光照达到最明亮最均匀为止。光线较强时,用平面反光镜,光线较弱时,用凹面反光镜。自带光源的显微镜,可通过调节电流旋钮来调节光照强弱。

2. 低倍镜的使用

镜检任何标本都要养成必须先用低倍镜观察的习惯。因为低倍镜视野较大,易于发现目标和确定检查的位置。

将标本片放置在载物台上,用标本夹夹住,移动推片器,使被观察的标本处在物镜正下方。从侧面观察,转动粗调焦螺旋,使物镜调至接近标本处(约5 mm),然后从目镜观察并同时用粗调焦螺旋慢慢升起镜筒(或下降载物台),直至物像出现,再用细调焦螺旋使物像清晰为止。用推片器移动标本片,找到合适的目的像并将它移到视野中央进行观察。

3. 高倍镜的使用

在低倍物镜观察的基础上转换高倍物镜。较好的显微镜,低倍、高倍镜头是同焦的,在正常情况下,高倍物镜的转换不应碰到载玻片或其上的盖玻片。若使用不同型号的物镜,在转换物镜时要从侧面观察,避免镜头与玻片相撞。然后从目镜观察,调光使亮度适中,缓慢调节粗调焦螺旋,使载物台上升(或镜筒下降),直至物像出现,再用细调焦螺旋调至物像清晰为止,找到需观察的部位,并移至视野中央进行观察。在观察时,如发现视野中的某标本不知是何物而需要老师或同学帮助观察确定时,可将视野中的指针(装在目镜中的头发或细铜丝)对准有疑问的标本。如果镜中未装指针,可将视野看成一个带有时间标记的钟面(如 3、6、9、12 点钟),指出有疑问标本位于几点钟的所在位置。

4. 油镜的使用

油镜的工作距离(指物镜前透镜的表面到被检物体之间的距离)很短,一般在 0.2 mm 以内,因此使用油镜时要特别细心,避免压碎标本片并使物镜受损。

使用油镜按下列步骤操作:

(1) 用高倍镜找到所需的标本物像,将需要进一步放大的部分移至视野中央。

(2) 将聚光器升至较高位置并将光圈开至最大(油镜所需光线较强)。

(3) 转开高倍镜,往玻片标本上需观察的部位滴一滴香柏油或石蜡油作为介质,然后在眼睛的注视下,使油镜对准通光孔,此时油镜的下端镜面一般应正好浸在油滴中或与油滴接触。也可先稍稍下降载物台或上升镜筒,使油镜对准通光孔,再使油镜下端浸入油滴中并贴近盖玻片。

(4) 左眼注视目镜,同时小心而缓慢地转动细调螺旋使载物台下降或镜头微微上升,直至视野中出现清晰的图像。操作时不要反方向转动细调螺旋,以免镜头下降压碎标本或损坏镜头。

(5) 油镜使用完后,必须及时将镜头上的油擦拭干净。操作时先将油镜升高 1 cm 并将其转离通光孔,先用干擦镜纸揩擦一次,把大部分的油去掉,再用沾有少许擦镜液的擦镜纸擦一次,最后再用干擦镜纸擦一次。

玻片标本上的油,如果是有盖玻片的永久制片,可直接用上述方法擦干净;如果是无盖玻片的标本,则载玻片上的油可用拉纸法揩擦,即先把一小张擦镜纸盖在油滴上,再往纸上滴几滴擦镜液,趁湿将纸往外拉,如此反复几次即可干净。

5. 用毕还原

显微镜使用完毕后,应取下玻片,将标本放回标本盒。转动物镜转换器,使物镜头不与载物台通光孔相对,成"八字"形位置,再将镜筒下降至最低,降下聚光器,反光镜与聚光器垂直,用一个干净手帕将接目镜罩好。然后用柔软纱布清洁载物台等机械部分,将显微镜放回柜内或镜箱中。

6. 操作练习

以英文字母装片、红绿羊毛交叉装片或其他标本为材料,严格按照上述操作程序反复练习低倍镜、高倍镜和油镜的使用方法。

（1）观察字母装片：取字母装片，先用眼睛直接观察一下字母的方位和大小，然后放到低倍镜下观察。注意视野中字母的方位发生了什么变化？标本移动的方向与视野中物像移动的方向有何不同？

（2）观察羊毛交叉装片：先在低倍镜下仔细观察找到两根羊毛的交叉点，将交叉点移至视野中央后换高倍镜观察，利用细调螺旋分别对两根羊毛进行准焦，分辨出两根羊毛的上下位置。

五、注意事项

（1）任何旋钮转动有困难时，绝不能用力过大，而应查明原因，排除障碍。如果自己不能解决时，要向指导教师说明，帮助解决。

（2）保持显微镜的清洁，尽量避免灰尘落到镜头上，否则容易磨损镜头。必须尽量避免试剂或溶液沾污或滴到显微镜上，如被玷污，应立即用擦镜纸擦拭干净。显微镜使用过后，应用清洁棉布轻轻擦拭（不包括物镜和目镜镜头）。

（3）要保护物镜、目镜和聚光器中的透镜。擦拭透镜时，只能用专用的擦镜纸擦拭。擦时要先将擦镜纸折叠为几折（不少于4折），从一个方向轻轻擦拭镜头，每擦一次，擦镜纸就要折叠一次。然后绕着物镜或目镜的轴旋转地轻轻擦拭。如不按上述方式擦拭，落在镜头上的灰尘很易损伤透镜，出现一条条的划痕。

（4）在任何时候，特别是使用高倍镜或油镜时，都不能一边在目镜中观察，一边上升载物台或下降镜筒，以避免镜头与玻片相撞，损坏镜头或玻片标本。

（5）在利用显微镜观察标本时，要养成两眼同睁、双手并用（左手操纵调焦螺旋，右手操纵移片器）的习惯，必要时应一边观察一边计数或绘图记录。如果两眼同睁观察不习惯，可先用手挡住右眼，等左眼看清视野后逐渐放开右眼，反复练习后便可达到要求。观察时双眼同睁，既可防止眼睛疲劳又方便绘图。

（6）显微镜使用完后应及时复原。先下降载物台或升高镜筒，取下玻片标本，使物镜转离通光孔。如镜筒、载物台是倾斜的，应恢复直立或水平状态，然后上升载物台或下降镜筒，使物镜与载物台接近。垂直反光镜，下降聚光器，关小光圈，最后放回镜箱中锁好。

六、作业与思考题

（1）课后查阅资料，看看还有哪些有特殊用途的光镜。

（2）使用显微镜观察标本时，为什么必须从低倍镜到高倍镜再到油镜的顺序进行？

（3）如果标本片放反了，能用高倍镜或油镜找到标本吗？为什么？

实验二　显微测量法

细胞的大小,一般可用显微测微尺加以测量,显微测微尺由目镜测微尺和镜台测微尺组成,两尺配合使用。目镜测微尺是放入目镜内的标尺,其上刻有 50 或 100 个等分的刻度,每一刻度(小格)的长度是随物镜放大倍数而改变。镜台测微尺放置于载物台上,其刻度的每格长度是已知的。在使用时候,在所采用的放大倍数的物镜下,用镜台测微尺标定目镜测微尺,换上需测量的标本,用目镜测微尺测量微小物体的长度。

一、实验目的

(1) 掌握光学显微镜的使用方法。
(2) 掌握显微测微尺的使用方法。

二、实验原理

目镜测微尺是一个放在目镜像平面上的玻璃圆片。圆片中央刻有一条直线,此线被分为若干格,每格代表的长度随不同物镜的放大倍数而异,用前必须测定。镜台测微尺是在一个载片中央封固的尺,长 1 mm (1 000 μm),被分为 100 格,每格长度是 10 μm(图 2-1)。

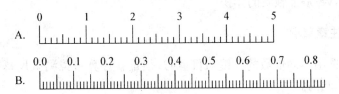

图 2-1　目镜测微尺的标定
注:A. 目镜测微尺;B. 镜台测微尺。

三、实验用品

普通光学显微镜、显微测微尺、洋葱根尖切片标本。

四、实验内容

(1) 将目镜测微尺装入目镜筒中,观察目镜测微尺的刻度。

(2) 将镜台测微尺放在显微镜的载物台上夹好,先用低倍镜,找到镜台测微尺的刻度。每一大格为 0.1 mm,每一小格为 0.01 mm(即 10 μm)。

(3) 小心转动目镜测微尺和移动镜台测微尺,使两标尺平行。在视野中使镜台测微尺任一刻度线与目镜测微尺的任一刻度线重合为起点,沿两标尺平行方向,再找到另一重合刻度线为终点,记录下两重合线这一区段标尺各自的格数,即可算出目镜测微尺每小格代表的长度。

(4) 计算目镜测微尺每格代表的长度:

目镜测微尺每小格代表的长度=镜台测微尺的格数÷对应目镜测微尺的格数×10 μm。

例如,低倍镜下所标定的目镜测微尺的全长为 50 格,相当于镜台测微尺的 68 格,即可求出目镜测微尺每小格等于 13.6 μm。

$$50/68 = 1/x, x = 1.36 \text{ 格}; 1.36 \times 10(\mu m) = 13.6(\mu m)$$

(5) 测量:取下镜台测微尺,换上需要测量的玻片标本,用目镜测微尺的刻度来测量细胞长度(格数),所得的细胞长度(格数)乘以每刻度的微米数(μm),即为细胞的实际长度。

(6) 在测量过程中,为了避免细胞之间误差,要求分别测量 5 个细胞的长径和短径,列表记录并算出其平均值。

计算细胞、细胞核体积的公式:圆形细胞的体积 $V = 4/3\pi r^3$(r 为半径);椭圆形 $V = 4/3\pi ab^2$(a、b 为长、短半径);核质比 $N/D = Vn/(Vc-Vn)$,Vn 为核的体积,Vc 是细胞质的体积。

五、注意事项

如果选用不同倍数的物镜与目镜时,须重新计算目镜测微尺每格代表的长度,方法同前。

六、作业与思考题

(1) 分别求出物镜 4×,10×,40× 时,目镜测微尺每格代表的长度。

(2) 测 5 个洋葱细胞的长径和短径,列表记录并算出其平均值。

实验三　细胞形态结构的观察及生物学作图基础

细胞(cell)是生物体的结构和功能的基本单位。细胞形态多样，大小不一，形态各异，适于它们完成各自不同的功能。如具有收缩功能的肌细胞(muscle cell)呈条形或长梭形，适合细胞的收缩运动；运输氧和 CO_2 的红细胞(red blood cell，RBC)为双凹圆盘状，适于在血管中流动；具有感受刺激、传导冲动功能的神经细胞(nerve cell)一般附有长短不一的树枝状突起；精子细胞(spermatid)具有一根长长的鞭毛，适于运动；巨噬细胞(macrophage)呈不规则形状，能伸出伪足，吞噬和消灭外源的病原微生物；植物的筛管分子成管状，有利于营养的运输等。

一、实验目的

(1) 熟练掌握光镜的使用方法、显微测微尺的使用方法。
(2) 掌握临时玻片标本的制备方法。
(3) 初步掌握光镜下所见细胞、组织结构的绘图记录方法。

二、实验原理

细胞的体积差别很大，一般来讲，真核细胞的体积要大于原核细胞，高等动物的卵细胞大于体细胞(卵细胞含有较多的营养物质——卵黄)。对于大多数人体及动物的细胞来说，其直径一般在 $20\sim30~\mu m$ 之间，必须借助于光镜才能被观察到。由于细胞体积微小，且含有较大比例的水，故大多是无色透明的，如果不经染色处理，在显微镜下难以看清细胞的结构。因此要观察某种细胞时，通常先进行染色处理。

每种细胞器在不同细胞、不同发育时期和不同生理状态下的形态、大小也会有所差异，所以细胞器的观察可以用来判断细胞的生理状态和发育情况。

在普通光镜下，一般可将人体及动物细胞的基本结构分为细胞膜(cell membrane)、细胞质(cytoplasm)和细胞核(nucleus)3个部分。

三、实验用品

(1) 材料:人口腔上皮细胞、洋葱鳞茎。
(2) 器材与仪器:显微镜、载玻片、盖玻片、显微测微尺、剪刀、培养皿、吸水纸、牙签等。
(3) 试剂:1%碘液,1%伊红染液。

四、实验内容

(一) 临时装片标本的制备及形态结构观察

1. 洋葱表皮细胞临时装片标本的制备与观察

(1) 制备:取一干净载玻片,滴一滴碘液在玻片中央,用尖头镊子从洋葱肉质鳞片内表面撕下小块膜质表皮平铺在载玻片的碘液滴上,用解剖针将其轻轻压入液滴中使之展开,盖上盖玻片,用吸水纸吸去盖玻片周围多余的碘液。

(2) 观察:将制备好的装片标本置显微镜下观察。先用低倍镜观察可见许多长柱状细胞排列整齐彼此相连,选择其中一个较典型的细胞移至视野中央再转高倍镜观察。在高倍镜下可见细胞最外面为一层棕黄色较厚的结构即细胞壁。细胞壁以内是着色较浅、近于透明的细胞质。细胞质内有一个或几个,或大或小的透明的液泡在细胞中央或靠近细胞壁有一个椭圆形细胞核。调节细调螺旋,可见核内有1~2个染成棕黄色、折光较强的核仁。细胞质外围有一薄层细胞质膜,但在光镜下不易分辨(图3-1左图)。

2. 人口腔颊部黏膜上皮细胞的临时装片标本的制备与观察

(1) 制备:吸取1滴伊红染液滴在一张洁净的载玻片中央,用一根事先灭菌的牙签伸入自己的口腔内壁轻轻刮取黏膜上皮细胞,然后将它涂在载玻片上的染液中并来回搅动使细胞散开。染色1 min后小心加盖盖玻片(尽量避免产生气泡),用滤纸吸去盖玻片周围多余的液体。

(2) 观察:将自制的口腔颊部黏膜上皮细胞标本片置于显微镜下观察,先用低倍镜寻找较分散的、轮廓清晰的上皮细胞。由于该细胞体积较小、着色较淡,观察寻找时应稍降低视野中的亮度以便于较快找到目标。可见用伊红染液染色的上皮细胞呈淡红色,成群或分散分布,形态大多呈扁平椭圆状。选择轮廓清晰的细胞移至视野中央,转高倍镜观察。

高倍镜下可见人的口腔颊部黏膜细胞外围有一层薄薄的细胞膜,扁圆形的细胞核呈深红色,位于细胞中央,细胞质染成浅红色。在核中有时可见一个致密的结构,即为核仁(图3-1右图)。

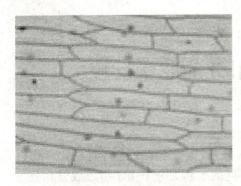 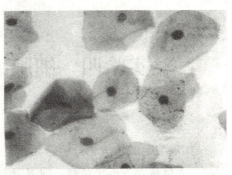

图 3-1　光镜下洋葱表皮细胞(左)及人口腔颊部黏膜上皮细胞(右)

(二) 生物绘图法的要求和方法

生物绘图是形象描述生物外部形态和内部结构的一种重要的科学记录方法。生物绘图包括以下几个步骤。

(1) 观察:绘图前要对被描绘的对象(植物细胞、组织、器官以及外形等)作细心观察,选择有代表性的、典型的部位起稿。

(2) 起稿:起稿是勾画轮廓的过程,每幅图的大小、位置在纸面上必须安排得当,并注意纸面的整洁。将绘图纸放在显微镜的右方,左眼观察显微镜图像,右眼看绘图纸绘图。绘图起草时先用较软的铅笔(HB),将所观察对象的整体和主要部分轻轻描绘在绘图纸上,下笔要轻,尽量少改不擦。

(3) 定稿:对照所观察的实物,全面检查起稿的草图,进行修正和补充,再用硬铅笔(2H 或 3H)将草图画出来,之后可将草图擦去。

(4) 线条的要求:线条要均匀,不可时粗时细。线条边缘要圆润、光滑,不可有深浅和虚实的区别。各部结构名称要在一侧引直线注明,各引线要平行,不得交叉。

(5) 点的要求:"点点衬阴"法可显示图像的立体感。用密点表示背光、凹陷或色彩浓重的部位;用细疏点表示受光面或色彩淡的部位。用笔尖垂直向下打点,根据明暗需要掌握点的疏密变化,不可用涂抹表示疏密。

(6) 细胞与其他细胞相连接处要画出来,以表示所画的细胞不是孤立的。

五、作业与思考题

(1) 绘制 5 个洋葱表皮细胞(在放大 100 倍下),注意体现细胞间的毗邻关系,测出细胞大小。

(2) 绘制 2 个人口腔黏膜上皮细胞(在放大 400 倍下),测出细胞大小。

实验四　细胞组分的化学反应

构成细胞的化学成分包括蛋白质、核酸、酶、糖类、脂类等有机化合物以及水、无机盐等无机化合物。细胞中不同的生物大分子由于组成成分和分子结构的不同，使得它们具有不同的化学性质。人们根据这些化合物的性质和特点，设计了许多特异性的化学反应，这就是细胞化学方法。

细胞化学方法是研究细胞成分常用的方法之一。它是利用化学试剂与细胞内的某些物质进行化学反应，从而在细胞局部形成有色沉淀物，再通过显微镜对组织内的化学成分进行定性、定位、定量研究。

一、实验目的

(1) 掌握常用的原位显示细胞内几种化学成分的一般方法。
(2) 熟悉细胞内 DNA 和 RNA、酸性蛋白、碱性蛋白、酸性磷酸酶、碱性磷酸酶及过氧化物酶等成分的一般分布。
(3) 了解细胞化学实验的基本原理。

二、实验原理

核酸是细胞中的一类重要的生物大分子，按其化学组成、分子结构的差异，可分为 DNA 和 RNA 两种类型。核酸呈酸性，故可与碱性染料发生亲和反应而显色。由于 DNA 和 RNA 分子聚合程度不同，它们分别对不同的碱性染料具有亲和力，从而显示出两种核酸分子在细胞中的分布。

蛋白质由于所带的碱性基团（如氨基）和酸性基团（如羧基）的数目或比例不同，因此它们在生理条件下有的呈现碱性，有的则呈酸性。含碱性基团多（带正电荷）的蛋白质为碱性蛋白，含酸性基团多（带负电荷）的蛋白质为酸性蛋白。根据这两类蛋白的差异，便可利用碱性染料和酸性染料分别对细胞进行染色，将碱性蛋白和酸性蛋白分别显示出来。

在细胞化学领域，利用酶促反应产物本身的颜色或与某些试剂作用后出现的特殊颜色反应，可以将相应的酶在细胞中的分布间接地显示出来。

三、实验用品

（1）材料：蟾蜍、小鼠、洋葱鳞茎、马铃薯、花生、培养的 HeLa 细胞。

（2）器材和仪器：光学显微镜、解剖器材、解剖盘、载玻片、盖玻片、吸管、吸水纸、染色缸、恒温水浴箱、注射器等。

（3）试剂：PBS 缓冲液（pH 7.2）、Carnoy 固定液、甲基绿-哌洛宁混合染液、纯丙酮、丙酮、二甲苯、中性树胶、Schiff 试剂（无色品红亚硫酸溶液）、亚硫酸水溶液（漂白液）、4.5% 醋酸、10% 中性甲醛（福尔马林）、5% 三氯醋酸、0.1% 碱性固绿、0.1% 酸性固绿、0.1% 钼酸铵、0.85% NaCl、1% 联苯胺液、0.5% 硫酸铜、1% 番红、过碘酸乙醇溶液、无水乙醇、70% 乙醇、95% 乙醇、1 mol/L 盐酸、革兰碘液、苏丹Ⅲ溶液。

四、实验内容

（一）细胞内 DNA 和 RNA 的显示

1. Brachet 反应显示细胞内的 DNA 和 RNA

利用 DNA 和 RNA 的聚合程度不同，对碱性染料有不同的亲和力而进行选择性染色。细胞经甲基绿-哌洛宁混合液处理后，其中的 DNA 和 RNA 出现不同的呈色反应。一般认为这是由于带有负电荷的核酸对碱性染料哌洛宁和甲基绿具有亲和力，且这两种染料的作用有选择性，甲基绿上有两个相对的正电荷，它对聚合程度高的 DNA 有强的亲和力，DNA 被染成蓝色和绿色；而派洛宁分子上只有一个相对的正电荷，它仅和聚合程度低的 RNA 相结合，使 RNA 染成红色（解聚的 DNA 也能和派洛宁结合呈红色）。由此对细胞中的 DNA 和 RNA 进行定位、定性和定量分析。

【方法一】 培养细胞 DNA、RNA 的显示

（1）接种 HeLa 细胞于盖片上并培养 24～48 h，使其长成单层。

（2）取出盖片，用 PBS(pH 7.2)轻轻冲洗盖片表面去除残渣。

（3）放入 Carnoy 固定液中固定 1 h。

（4）浸入甲基绿-哌洛宁醋酸缓冲液中染色 30 min。

（5）取出盖片放入蒸馏水中轻轻漂洗 2～3 次（2～3 s），吸去水分。放入纯丙酮中分化 2～3 s。

（6）放入 1/2 丙酮＋1/2 二甲苯中 5 s。

（7）放入纯二甲苯中透明 5 min。

（8）滴一滴中性树胶于载玻片上，将盖片标本面朝下封片。

（9）观察：光镜下可见细胞质被染成浅红色，细胞核被染成蓝绿色，其中核仁被染成紫红色。

【方法二】 洋葱表皮细胞 DNA、RNA 的显示

（1）撕取洋葱表皮一小片，置于载玻片上。

（2）加一滴甲基绿-哌洛宁染液，染色 10～30 min。

（3）用蒸馏水一滴略洗一下，然后以滤纸吸干玻片上水分。

（4）盖上盖片，镜检可见细胞质和核仁中的 RNA 被染成红色，核质中的 DNA 染成绿色。

【方法三】 蟾蜍血涂片 DNA、RNA 的显示

（1）用破坏脊髓法处死蟾蜍，将其腹面向上放入解剖盘中，剪开胸腔，小心将心脏剪一小口，取心脏血制作一张血涂片，室温晾干。

（2）固定：将晾干的血涂片浸入 70% 乙醇中，固定 5～10 min，室温晾干。

（3）染色：在标本上滴数滴甲基绿-哌洛宁染液染色 5～10 min，用蒸馏水冲洗，吸去多余的水分。

（4）分化：将血涂片在纯丙酮中蘸一下进行分化，取出晾干。

（5）观察：光镜下可见细胞核中的 DNA 染成绿色，细胞质中的 RNA 染成淡红色。

2. Feulgen 反应原位显示细胞内的 DNA 和 RNA

（1）原理：Feulgen 反应是测定 DNA 在细胞中分布的经典方法。原理是盐酸水解组织中的 DNA，打开 DNA 的嘌呤-脱氧核糖键而释放出醛基，Schiff 试剂中的无色亚硫酸品红与自由醛基反应，产生紫红色的醌基化合物。凡有 DNA 的部位就呈现出该阳性反应，而细胞中其他物质不着色。

（2）方法

1）将洋葱根尖或鳞茎表皮放在 60℃ 1 mol/L HCl 中，水解 8～10 min，蒸馏水洗。

2）放入 Schiff 试剂中避光染色 30 min。

3）在新配制的亚硫酸水溶液（漂白液）中洗 3 次，每次 5 min，至出现红色。

4）水洗 5 min。

5）加一滴 4.5% 醋酸在载玻片上，将根尖放上，盖上盖玻片，压片（洋葱表皮可省略这一步）。

6）镜检：细胞核呈紫红色。

(3) 对照实验

1) 将洋葱根尖放在 5% 的三氯醋酸中 90℃ 水浴抽提 15 min。然后按上述 1～6 步骤制片观察。

2) 洋葱根尖不经 1 mol/L HCl 60℃ 水解,直接放在 Schiff 试剂中染色,然后按上述 2～6 步骤制片观察。对照片由于 DNA 被三氯醋酸提取破坏或不经水解,故无紫红色反应。

(二) 细胞内碱性蛋白和酸性蛋白的显示

由于不同的蛋白质分子所带的碱性和酸性基团的数目不同,在 pH 值不同的溶液中,蛋白质分子所带的净电荷多少不同。如在生理条件下,整个蛋白质所带负电荷多,则为酸性蛋白质;带正电荷多,则为碱性蛋白质。将标本经三氯醋酸处理提出核酸后,用不同 pH 值的固绿染液分别染色,细胞内的酸性蛋白和碱性蛋白质显示出来。

【方法一】

(1) 用镊子撕取洋葱鳞茎表皮两片,放入 10% 中性甲醛中固定 15 min,然后用蒸馏水冲洗数次。

(2) 将材料转入 5% 三氯醋酸中,置 90℃ 恒温水浴 15 min,抽提 DNA 和 RNA。

(3) 用蒸馏水洗数次,除去三氯醋酸,将材料展平于载玻片上,其中一片滴加几滴 0.1% 酸性固绿液,另一片滴加几滴 0.1% 碱性固绿液,分别染色 5～10 min,除去染液,加上盖玻片。

(4) 镜检:光镜下可见被染成绿色的酸性蛋白主要分布在细胞质和核仁,被染成绿色的碱性蛋白主要分布在细胞核中的染色质。

【方法二】

(1) 制备蟾蜍心脏血血涂片 2 张,室温晾干。

(2) 将涂片做好标记放在 70% 乙醇中固定 5 min,室温晾干。

(3) 放入 5% 三氯醋酸中 60℃ 恒温水浴 30 min,抽提出核酸。

(4) 清水冲洗多次(3 min 以上),以除去片上残留的三氯醋酸(这是染色成功的关键)。

(5) 用滤纸吸干玻片上水分。

(6) 一张玻片放入 0.1% 碱性固绿(pH 8.0～8.5)中染色 10～15 min,另一张玻片放入 0.1% 酸性固绿(pH 2.0～2.5)染色 5～10 min。

(7) 清水冲洗,盖上盖片镜检。经碱性固绿染色的标本,胞质、核仁不着色,细胞核大部分被染成绿色,为碱性蛋白质存在处。经酸性固绿染色的标本,因胞质和核仁中有酸性蛋白,被染成绿色。

(三) 细胞内过氧化物酶的显示

生物体内的细胞代谢过程会产生对机体有害的过氧化氢,存在于动、植物组织中的过氧化氢酶,能使过氧化氢分解,生成水放出氧气,对机体起保护作用;过氧化氢酶系还能把许多胺类物质氧化为有色化合物,若用联苯胺混合液处理标本,细胞内的过氧化氢酶能把联苯胺氧化为蓝色或棕色产物(蓝色为中间产物——联苯胺蓝不稳定,可自然转变为棕色的联苯胺腙)。可以根据颜色反应来判定过氧化物酶的有无或多少。

【方法一】 马铃薯过氧化氢酶的显示

徒手切片,取一薄片置于载玻片上,滴加新配制的2%过氧化氢溶液,可见组织周围立即放出大量气泡,提示植物活组织中有过氧化氢酶存在。

对照:将上述组织放入100℃水浴1 min,重复上述实验,观察其结果是否一致。

【方法二】 洋葱根尖细胞过氧化氢酶的显示

(1) 取洋葱根尖徒手切一薄片,浸在溶有0.1%钼酸胺的0.85%NaCl溶液中5 min。

(2) 转入1%联苯胺溶液中约2 min,至切片出现蓝色为止。

(3) 以0.85%NaCl溶液冲洗。

(4) 将切片置于载玻片上,盖上盖玻片。

(5) 光镜下观察可见过氧化氢酶存在处有蓝色沉淀。

【方法三】 小鼠骨髓细胞过氧化氢酶的显示

(1) 取小鼠一只,以颈椎脱臼法将其处死,迅速剖开其后肢暴露出股骨,将股骨一端斜向剪断,用PBS缓冲液湿润过的注射器针头吸出骨髓一滴滴到载玻片上。

(2) 推片,室温晾干。

(3) 将涂片放入0.5%硫酸铜中浸30~60 s。

(4) 取出涂片直接放入联苯胺混合液中反应6 min。

(5) 清水冲洗,放入1%番红溶液中复染2 min。清水冲洗,室温晾干。

(6) 镜检或封片后镜检:涂片中可见一些细胞中存在着蓝色或棕色颗粒,即为过氧化氢酶所在位置。

(四) 细胞内多糖的观察——过碘酸雪夫试剂反应

过碘雪夫反应(periodic acid Schiff reaction, PAS反应)是利用过碘酸作为强氧化剂测定细胞中的多糖。打开多糖中的C—C键,使多糖分子中的己二醇结构($CH_2OH—CH_2OH$)变为己二醛结构($CHO—CHO$),后者与 Schiff 试剂反应呈紫红色。

【方法一】

(1) 徒手切取马铃薯块茎薄片,浸入过碘酸溶液中 5~15 min。

(2) 70% 乙醇冲洗,除去残留的过碘酸。

(3) Schiff 溶液中染 15~20 min。

(4) 亚硫酸溶液中洗涤 3 次。

(5) 蒸馏水洗涤,装片镜检。多糖部位呈紫红色。

对照:材料不经过碘酸氧化,其他方法同上,结果呈阴性反应。

【方法二】

(1) 徒手切取马铃薯块茎薄片放在载玻片上。

(2) 滴一革兰碘液,可见标本立即被染成蓝色。

(3) 盖上盖玻片,低倍镜下检查,可见多角形的薄壁细胞中,有许多椭圆形蓝色颗粒,即淀粉粒。

(五)细胞内脂肪的观察

脂肪是生物体内重要的贮藏能量的物质,苏丹Ⅲ与脂类物质有较大的亲和力,溶于脂肪细胞的脂滴中,使之染成金黄色。

方法:将花生种子切一薄片,放于载片上,加苏丹Ⅲ溶液一滴,盖上盖玻片,置低倍镜下观察,可见种子内有许多金黄色泡状颗粒,即为脂肪滴。

五、注意事项

注意严格按实验要求做好每一步,尤其染色时间要足够,冲洗要彻底。

六、作业与思考题

(1) 用彩色笔绘出 Brachet 反应及 PAS 反应的镜下所见。

(2) 简单叙述过氧化氢酶、DNA、RNA 和多糖等显示方法的原理。

实验五 细胞膜性质及细胞生理活动的观察

细胞膜是双层脂镶嵌蛋白质结构,脂和蛋白质又能与糖分子结合为细胞表面的分枝状糖外被。目前认为细胞间的联系,细胞的生长和分化,免疫反应和肿瘤发生都与细胞表面的分枝状糖分子有关。通过实验加深对细胞膜性质及细胞生理活动的认识和理解。

A. 细胞凝集反应

一、实验原理

凝集素(lectin)是一类含糖的(少数例外)并能与糖专一结合的蛋白质,它具有凝集细胞和刺激细胞分裂的作用。凝集素使细胞凝集是由于它与细胞表面的糖分子连接,在细胞间形成"桥"的结果,加入与凝集素互补的糖可以抑制细胞的凝集。

二、实验用品

(1) 材料:马铃薯块茎、2%的兔血红细胞。
(2) 器材和仪器:显微镜、粗天平、解剖器材、解剖盘、载玻片、滴管、离心管。
(3) 试剂:PBS 缓冲液(pH 7.2)。

三、实验内容

(1) 称取马铃薯去皮块茎 2 g,加 10 ml PBS 缓冲液,浸泡 2 h,浸出的粗提液中含有可溶性马铃薯凝集素。
(2) 用滴管吸取马铃薯凝集素和 2% 红细胞液各一滴,置载玻片上,充分混匀,静置 20 min 后于低倍显微镜下观察血细胞凝集现象。

(3) 以 PBS 液加 2%血细胞液作对照实验。
(4) 结果:滴加马铃薯凝集素的红细胞液在低倍镜下能观察到血细胞凝集现象;而对照实验中无血细胞凝集现象发生。

B. 细胞膜的渗透性

一、实验原理

细胞通过细胞膜与周围环境有选择性地进行物质交换。物质交换通常有几种形式,水分子常以简单扩散的方式通过细胞膜。如果细胞内外存在着渗透压的差别时,水分子一般由渗透压低(水分子的密度高)的一侧,向渗透压高的一侧扩散,水分子很少会向渗透压低的一侧扩散。因此在高渗环境中,动物细胞失水而皱缩,而植物细胞由于有细胞壁的存在,细胞的细胞膜向细胞内皱缩产生质壁分离。在低渗环境中,动物细胞能吸水膨胀直至破裂。

二、实验用品

(1) 材料:小鼠、洋葱鳞茎。
(2) 器材和仪器:显微镜、载玻片、尖镊子、滴管、离心管、低速离心机。
(3) 试剂:蒸馏水、0.9%NaCl 溶液、10%NaCl 溶液。

三、实验内容

1. 小鼠红细胞的渗透性
(1) 取小鼠 1 只,以颈椎脱臼法将其处死,将其腹面向上放入解剖盘中,剪开胸腔,小心将心脏剪一小口,用滴管取心脏血 1 ml,用 0.15 mol/L NaCl 溶液洗涤 3 次(每次洗涤后需 1 000 r/min,离心 5 min),最后配成 2%的红细胞悬液。
(2) 分别于编号 1、2、3 的载玻片中央,各滴小鼠红细胞悬液一滴。然后在编号 1 的载玻片上滴加蒸馏水、在编号 2 的载玻片上滴 0.9%NaCl 溶液、在编号 3 的载玻片上滴 10%NaCl 溶液各一滴,盖上盖玻片。5 min 后,在显微镜下观察,各载玻片上红细胞发生了什么变化?并将变化现象填入结果记录表中。
2. 洋葱表皮细胞的渗透性(示植物细胞的质壁分离现象)
先用吸管滴一滴蒸馏水在干净的载玻片中央,然后用尖镊子在洋葱鳞茎内撕取表皮一小块,展开铺在载玻片上,勿使其折叠和皱缩,再用尖镊子夹取一盖玻片,并使其与载玻片成 45°角徐徐放下。将此临时制片置低倍镜下观察,可见洋葱表皮是由许多长方形的细胞组成,细胞内有圆形的细胞核。换高倍镜观察,每个细胞的外边均有一层厚厚的细胞壁,细胞壁内侧紧贴细胞膜(但不能分辨),在细胞膜与细胞核之间是细胞质。正常细胞的细胞质紧靠着细胞壁内侧的细胞膜,并无质壁分离现象。

用吸管滴一滴 10% NaCl 溶液在盖玻片的一侧(不要直接滴在盖玻片上),随即用吸水纸在对侧的盖玻片边缘吸水,此时氯化钠溶液随之流入盖玻片下面,再用高倍镜观察洋葱表皮细胞,可以看到质壁分离现象。

C. 细胞的吞噬活动——小鼠腹腔巨噬细胞吞噬活动的观察

一、实验原理

高等动物的某些细胞能对大分子物质或外来有害异物进行吞噬,然后再行"细胞内消化"。白细胞是机体防御系统中能游走的单位,分为粒细胞系、单核细胞系、淋巴细胞系 3 类,以粒细胞、单核细胞的吞噬活动较强,故称之为吞噬细胞。吞噬细胞主要靠吞噬来处理异物。吞噬细胞首先由于趋化作用而向异物游走,然后伸出伪足包围异物,并发生内吞作用形成吞噬泡将异物吞入细胞,继而溶酶体与吞噬泡融合消化异物。

本实验以注射淀粉肉汤的方法诱发小鼠体内的巨噬细胞数量增多,然后再向小鼠注射鸡红细胞,观察巨噬细胞吞噬鸡红细胞的过程。

二、实验用品

(1) 材料:小鼠、1%鸡血细胞悬液。
(2) 器材和仪器:显微镜、2 ml 注射器、载玻片、盖玻片、解剖器材、滴管、移液管。
(3) 试剂:0.3%台盼蓝、6%淀粉肉汤。

三、实验内容

(1) 实验前 2 天,每天向小鼠腹腔注射 6%淀粉肉汤 0.5~1 ml(含 0.3%台盼蓝,起标记作用),以刺激腹腔产生较多的巨噬细胞(此步由教师在实验前准备)。

(2) 实验时,每组取 1 只经上述处理的小鼠,腹腔注射 1%鸡血细胞悬液 0.5～1 ml,注射后轻揉小鼠腹部以使红细胞悬液分散均匀。

(3) 25 min 后,用颈椎脱臼法处死小鼠,迅速剖开小鼠腹腔,用注射器抽取腹腔液,制成临时装片。

(4) 镜检:先在低倍镜观察,再转高倍镜,可见到许多圆形或形状不规则的巨噬细胞,因未染色故不易见到细胞核,其细胞质中含有数量不等的蓝色圆形颗粒,这是吞入含台盼蓝的淀粉肉汤造成的。在细胞质中还可见到少量黄色椭圆形的有细胞核的鸡红细胞,慢慢移动玻片标本,仔细观察,可见到巨噬细胞吞噬鸡红细胞过程的不同阶段的情况:有的红细胞紧附在巨噬细胞表面;有的红细胞已部分被巨噬细胞吞入;有的巨噬细胞内已吞入了 1 个或多个红细胞形成吞噬泡。

四、作业与思考题

(1) 用简图表示血细胞凝集原理。

(2) 在给人输液时,为什么要用等渗溶液(0.9 %NaCl 溶液)?

(3) 解释洋葱表皮细胞产生质壁分离的原因。

(4) 画图记录细胞吞噬实验所见结果,小鼠巨噬细胞吞噬实验如何解释细胞内台盼蓝的着色? 细胞吞噬活动对动物和人体有何意义?

实验六 线粒体和液泡系的超活染色与观察

活体染色是指对活细胞或组织能着色但又无毒害的一种染色方法。它的目的是显示活细胞内的某些结构，而不影响细胞的生命活动和产生任何物理、化学变化以致引起细胞的死亡。活体染色技术可用来研究生活状态下的细胞形态、结构和生理、病理状态。

根据所用染色剂的性质和染色方法的不同，通常把活体染色分为体内活染与体外活染两类。体内活染是以胶体状的染料溶液注入动、植物体内，染料的胶粒固定、堆积在细胞内某些特殊结构里，达到易于识别的目的。体外活染又称超活染色，它是由活的动物、植物分离出部分细胞或组织小块，以染料溶液浸染，染料被选择固定在活细胞的某种结构上而显色。

活体染料之所以能固定、堆积在细胞内某些特殊的部分，主要是染料的"电化学"特性起重要作用。碱性染料的胶粒表面带阳离子，酸性染料的胶粒表面带有阴离子，而被染的部分本身也具有阴离子或阳离子，它们彼此之间就发生了吸引作用。活体染色剂要求对细胞无毒性或毒性极小，且要配成较稀的溶液来使用。一般是以碱性染料最为适用，可能因为它具有溶解在类脂质(如卵磷脂、胆固醇等)中的特性，易于被细胞吸收。詹纳斯绿 B(Janus green B)和中性红(neutral red)两种碱性染料是活体染色剂中最重要的染料，对于线粒体和液泡系的染色各有专一性。

A. 线粒体的超活染色与观察

一、实验目的
(1) 了解动物、植物活细胞内线粒体的形态、数量与分布。
(2) 理解细胞器的超活染色技术的原理。

二、实验原理

线粒体(mitochondria)是细胞进行呼吸作用的场所,细胞的各项活动所需要的能量,主要是通过线粒体呼吸作用来提供的。线粒体的形态和数量随不同物种、不同组织器官和不同的生理状态而发生变化。

詹纳斯绿 B 是毒性较小的碱性染料,可专一性地对线粒体进行超活染色,这是由于线粒体内的细胞色素氧化酶的作用,使染料始终保持氧化状态(即有色状态),呈蓝绿色;而线粒体周围的细胞质中,这些染料被还原为无色的色基(即无色状态)。

三、实验用品

(1) 材料:小鼠、人口腔上皮细胞、洋葱鳞茎。
(2) 器材和仪器:显微镜、载玻片、盖玻片、解剖器材、表面皿、恒温水浴锅。
(3) 试剂:Ringer 溶液、1‰的 1/5 000 詹纳斯绿 B 溶液。

四、实验内容

(一) 人口腔黏膜上皮细胞线粒体的超活染色观察

(1) 取清洁载玻片放在 37℃ 恒温水浴锅的金属板上,滴 2 滴 1/5 000 詹纳斯绿 B 染液。

(2) 用一根事先灭菌的牙签在自己的口腔内壁轻轻刮取黏膜上皮细胞,将刮下的黏液状物放入载玻片的染液滴中,染色 10~15 min(注意不可使染液干燥,必要时可再加滴染液)。

(3) 取下载玻片,盖上盖玻片,用吸水纸吸去四周溢出的染液,置显微镜下观察。在低倍镜下,选择平展的口腔上皮细胞,换高倍镜或油镜进行观察。扁平状上皮细胞的核周围胞质中,分布着一些被染成蓝绿色的颗粒状或短棒状的结构,即为线粒体。

(二) 小鼠肝细胞线粒体的超活染色观察

(1) 用颈椎脱臼法处死小鼠,置于解剖盘中,剪开腹腔,取小鼠肝边缘较薄的肝组织一小块,放入表面皿内。用吸管吸取 Ringer 液,反复浸泡冲洗肝脏,洗去血液。

(2) 在干净的载玻片上滴加 1/5 000 詹纳绿 B 溶液,再将肝组织块移入染液。注意不可将组织块完全淹没,要使组织上面部分半露在染液外,这样细胞内的线粒体酶系可充分得到氧化,易被染色。当组织块边缘被染成蓝绿色即可(一般需染 20～30 min)。

(3) 吸去染液,滴加 Ringer 液,用眼科剪将组织块着色部分剪碎,使细胞或细胞群散开。然后用吸管吸取分离出的细胞悬液,滴一滴于载玻片上,盖上盖玻片进行观察。

(4) 在低倍镜下选择不重叠的肝细胞,在高倍镜或油镜下观察,可见具有 1～2 个核的肝细胞质中,有许多被染成蓝绿色的线粒体,注意其形态和分布状况。

(三) 洋葱鳞茎表皮细胞线粒体的超活染色观察

(1) 用吸管吸取 1/5 000 詹纳斯绿 B 染液,滴一滴于干净的载玻片上,撕取一小片洋葱鳞茎内表皮,置于染液中,染色 10～15 min。

(2) 用吸管吸去染液,加一滴 Ringer 液,注意使内表皮组织展开,盖上盖玻片进行观察。

(3) 在高倍镜下,可见洋葱表皮细胞中央被一大液泡所占据,细胞核被挤至一侧,紧贴细胞壁,胞质中可见一些被染成蓝绿色的颗粒状或短棒状线粒体。

B. 液泡系的超活染色与观察

一、实验目的

(1) 了解动物、植物活细胞内液泡系的形态、数量与分布。
(2) 理解细胞器的超活染色技术的原理。

二、实验原理

中性红为弱碱性染料,对液泡系(即高尔基复合体)的染色有专一性,只将活细胞中的液泡系染成红色,细胞核与细胞质完全不着色,这可能是与液泡中某些蛋白质有关。

三、实验用品

(1) 材料:蟾蜍、小麦或黄豆幼根。
(2) 器材和仪器:显微镜、载玻片、盖玻片、解剖器材、恒温水浴锅。
(3) 试剂:Ringer 溶液、10% 的 1/3 000 中性红溶液。

四、实验内容

（一）蟾蜍胸骨剑突软骨细胞的液泡系中性红染色观察

软骨细胞能分泌软骨黏蛋白和胶原纤维等，因而粗面内质网和高尔基复合体都发达，用中性红超活染色后，可明显地显示出液泡系。

(1) 将蟾蜍处死，剪取胸骨剑突最薄的部分一小块，放入载玻片上的 1/3 000 中性红染液滴中，染色 5～10 min。

(2) 用吸管吸去染液，滴加 Ringer 液，盖上盖玻片进行观察。

(3) 在高倍镜下，可见软骨细胞为椭圆形，细胞核及核仁清楚易见，在细胞核的上方胞质中，有许多被染成玫瑰红色、大小不一的泡状体，这一特定区域叫"高尔基区"，即液泡系。

（二）小麦根尖细胞液泡系的中性红染色观察

(1) 实验前，把小麦种子或黄豆培养在培养皿内潮湿的滤纸上，使其发芽，胚根伸长到 1 cm 以上。

(2) 用双面刀片把初生的小麦或黄豆幼苗根尖（长 1～2 cm）小心切一纵切面，放入载玻片上的 1/3 000 中性红染液滴中，染色 5～10 min。

(3) 吸去染液，滴一滴 Ringer 液，盖上盖玻片，并用镊子轻轻地下压盖玻片，使根尖压扁，利于观察。

(4) 在高倍镜下，先观察根尖部分的生长点的细胞，可见细胞质中存在很多大小不等的染成玫瑰红色的圆形小泡，这是初生的幼小液泡。然后由生长点向伸长区观察，在一些已分化长大的细胞内，液泡的染色较浅，体积增大，数目变小。在成熟区细胞中，一般只有一个淡红色的巨大液泡，占据细胞的绝大部分，将细胞核挤到细胞一侧贴近细胞壁处。

五、作业与思考题

(1) 绘制口腔上皮细胞，示线粒体形态与分布（放大 400 倍）。

(2) 绘制蟾蜍胸骨剑突软骨细胞，示液泡系形态与分布（放大 400 倍）。

(3) 用一种活体染色剂对细胞进行超活染色，为什么不能同时观察到线粒体、液泡系等多种细胞器？

(4) 小麦或黄豆根尖经中性红超活染色，为什么看到生长点的细胞中液泡多，而且染色深，伸长区细胞中液泡数量变少，染色浅？

实验七 细胞骨架标本的制备与观察

细胞骨架(cytoskeleton)是由蛋白质丝组成的复杂网状结构,根据其组成成分和形态结构可分为微管、微丝和中间纤维。它们对细胞形态的维持,细胞的生长、运动、分裂、分化、物质运输、能量转换、信息传递及基因表达等起重要的作用。

一、实验目的

(1) 掌握考马斯亮蓝 R250 染细胞胞质微丝的方法。
(2) 了解细胞骨架的结构特征。

二、实验原理

当用适当浓度的 TritonX-100 处理细胞,可抽提细胞质内结合在膜结构上的蛋白质,而仅保留骨架蛋白。经戊二醛固定,用蛋白质的特异性染料——考马斯亮蓝 R250 染色后,各种细胞骨架蛋白质着色,可在光学显微镜下观察到由微丝蛋白组成的微丝束为网状结构。

三、实验用品

(1) 材料:洋葱鳞茎。
(2) 器材和仪器:光学显微镜、恒温水浴锅、50 ml 烧杯、滴管、载玻片、盖玻片、镊子、剪刀、吸水纸、擦镜纸。
(3) 试剂:2%考马斯亮蓝 R250 染色液,pH 6.5 磷酸缓冲液(PBS),M 缓冲液(pH 7.2),1%Trion X-100,3%戊二醛。

四、实验内容

(1) 取材:切开洋葱鳞茎,取较内层的鳞叶一小块,用镊子撕下内表皮细胞(约 1 cm^2 大小若干片),浸入装有 pH 6.5 磷酸缓冲液(PBS)的烧杯中,处理 5~10 min。

（2）抽提：吸去 PBS，加 2 ml 1％TritonX-100，将烧杯置于 37℃ 恒温水浴锅中处理 20～30 min。

（3）冲洗：吸去 TritonX-100，用 M-缓冲液洗 3 次，每次 5 min。

（4）固定：加 3％戊二醛固定 20 min。

（5）冲洗：弃固定液，用 PBS 洗 3 次，每次 5 min。

（6）染色：吸去 PBS，加 5 滴 0.2％考马斯亮蓝 R250，染色 10 min。

（7）制片：倒去染液，用蒸馏水洗涤 2～3 次，将标本平铺在载玻片上，加盖玻片。于普通光学显微镜下观察。

（8）结果：光镜下洋葱内表皮细胞轮廓清晰，细胞内可见粗细不等的深蓝色纤维网络结构，即细胞骨架纤维束（图 7-1）。

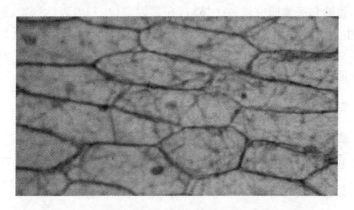

图 7-1　光镜下洋葱鳞茎表皮细胞（示细胞骨架纤维）

五、作业与思考题

（1）绘出植物细胞骨架微丝结构图。

（2）本实验中所使用的 TritonX-100、戊二醛、考马斯亮蓝 R250 等试剂的作用是什么？

实验八　细胞融合

细胞融合(cell fusion)指在自然条件下或用生物的、物理的、化学的人工方法使2个或2个以上的细胞合并形成一个细胞的过程。由于它不仅能产生同种细胞融合,也能产生异种细胞的间融合,因此细胞融合技术目前被广泛应用于生物学和医学研究的各个领域,在基因定位、基因表达产物、肿瘤诊断和治疗、生物新品种培育及单克隆抗体技术等领域有着非常广泛的应用前景。如单克隆抗体技术就是通过细胞融合技术发展起来的,在生命科学研究和应用方面产生了重大影响。

一、实验目的

(1) 掌握应用聚乙二醇(PEG)融合细胞的方法。
(2) 了解聚乙二醇(PEG)诱导体外细胞融合的基本原理。

二、实验原理

细胞融合的诱导物种类很多,常用的主要有灭活的仙台病毒(Sendai virus)、聚乙二醇(polyethyleneglycol,PEG)和电脉冲。目前应用最广泛的是PEG,因为它易得、简便,且融合效果稳定。PEG的促融机制尚不完全清楚。

三、实验用品

(1) 材料:鸡红细胞。
(2) 器材和仪器:光学显微镜、恒温水浴锅、离心机、水浴箱、刻度离心管、试管、载玻片、盖玻片、血细胞计数板。
(3) 试剂:Alsever溶液、50%PEG(MW4 000)、1/5 000詹纳斯绿B溶液、GKN溶液。

四、实验内容

(1) 从公鸡翼下静脉抽取2 ml鸡血,加入盛有8 ml的Alsever液的试管中,使血液与Alsever液的比例达1:4,混匀后可在冰箱中存放1周。

(2) 取0.2 ml储存鸡血加入0.8 ml的0.85%生理盐水,充分混匀,1 500 r/min离心5 min,弃上清液,加1 ml的0.85%生理盐水,重复上述条件离心2次。最后弃去上清液,加0.8 ml GKN液,1 500 r/min离心5 min,弃上清液。

(3) 加0.3 ml的GKN溶液,制成细胞悬液(可用血细胞计数板计数,用GKN液将其调整为10^6个/ml)。

(4) 取0.2 ml细胞悬液于1 ml的EP管,置于37℃水浴中预热,同时将50%PEG液一并预热20 min。

(5) 将0.2 ml的50%PEG溶液逐滴沿离心管壁加入到0.2 ml细胞悬液中,边加边摇匀后于37℃水浴中保温20 min。

(6) 加入GKN溶液1 ml,静置于37℃水浴中20 min。

(7) 1 500 r/min离心5 min,弃上清液;加GKN溶液1 ml,1 500 r/min离心5 min,弃上清液。

(8) 加GKN液少许,混匀,吸取细胞悬液于载玻片上,滴加1~2滴1/5 000詹纳斯绿B染液,用牙签混匀,染色3 min,在显微镜下观察细胞融合情况。

(9) 结果:在高倍镜下可以看到有2个或2个以上的鸡红细胞膜融合在一起,形成一个异核体细胞(图8-1)。要注意辨别融合细胞与重叠的鸡红细胞。

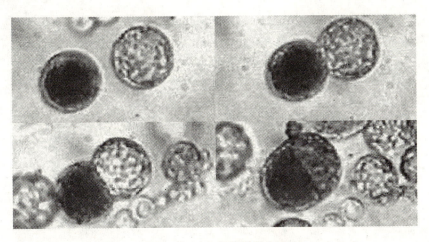

图8-1 鸡红细胞膜融合图

(10) 计算细胞融合率:细胞融合率是指在显微镜的视野内,已发生融合的细胞,其细胞核总数与该视野内所有细胞(包括已融合细胞)的细胞核总数之比,通常以百分比表示,而且要进行多个视野测定,并统计分析。

在高倍镜下随机计数200个细胞(包括融合的与未融合的细胞),以融合细胞(含2个或2个以上细胞核的细胞)的细胞核数除以总细胞核数(包括融合与未融合的细胞核)即得出融合率。其公式如下:

$$融合率=融合的细胞核数/总细胞核数 \times 100\%。$$

五、作业与思考题

绘制所观察到的鸡血融合细胞,并计算融合率。

实验九　细胞核与线粒体的分级分离

将亚细胞组分进行分级分离是研究细胞器的化学组成和生理功能,或制备某些生物大分子的基本方法。细胞内不同结构的比重和大小都不相同,在同一离心场内的沉降速度也不相同。常用不同转速的离心法,将细胞内各种组分分级分离出来。

分离细胞器最常用的方法是将组织制成匀浆,在均匀的悬浮介质中用差速离心法进行分离。其过程包括组织细胞匀浆、分级分离和分析 3 步。这种方法已成为研究亚细胞成分的化学组成、理化特性及其功能的主要手段。

一、实验目的

(1) 掌握差速离心技术分离制备动物细胞核及线粒体的方法。
(2) 掌握对分离得到的细胞核及线粒体进行活性鉴定的方法。

二、实验原理

用组织匀浆的方法在悬浮介质中进行差速离心制备线粒体。在一给定的离心场中,球形颗粒的沉降速度取决于它的密度、半径和悬浮介质的黏度。在一均匀悬浮介质中离心一段时间后,组织匀浆中的各种细胞器及其他内含物由于沉降速度不同而停留在高低不同的位置。依次增加离心力和离心时间,就能够使这些颗粒按其大小、轻重分批沉降在离心管底部,从而分批收集。细胞器沉降的先后顺序是细胞核、线粒体、溶酶体和微体、核糖体和大分子等。

悬浮介质通常用缓冲的蔗糖溶液,它属于等渗溶液,比较接近细胞质的分散相,在一定程度上能保持细胞器结构和酶的活性,有利于分离。此外,该方法中采用的氯化钙有稳定核膜的作用。整个操作应注意使样品保持 4℃,避免酶失活。线粒体的鉴定用詹纳斯绿 B 活性染色法。

三、实验用品

（1）材料：小鼠。

（2）器材和仪器：玻璃匀浆器、普通离心机、台式高速离心机、普通天平、光学显微镜、载玻片、盖玻片、刻度离心管、高速离心管、滴管、10 ml 量筒、25 ml 烧杯、玻璃漏斗、解剖剪、镊子、吸水纸、尼龙布（或纱布）、平皿、牙签、冰块。

（3）试剂：0.25 mol/L 蔗糖-0.003 mol/L $CaCl_2$ 溶液、1% 甲苯胺蓝染液、0.02% 詹纳斯绿 B 染液、0.9% NaCl 溶液。

四、实验内容

（一）细胞核的分离提取

（1）实验前大鼠空腹 12 h，颈椎脱臼法处死后迅速剖腹取肝，剪成小块（去除结缔组织），尽快置于盛有 0.9% NaCl 的烧杯中反复洗涤洗净血水，用滤纸吸干。

（2）将湿重约 1 g 的肝组织放在小平皿中，用量筒量取 8 ml 预冷的 0.25 mol/L 蔗糖-0.003 mol/L $CaCl_2$ 溶液，先加少量该溶液于平皿中，尽量剪碎肝组织后，再全部加入，缩短匀浆时间。

（3）剪碎的肝组织倒入匀浆管中，使匀浆器下端浸入盛有冰块的器皿中，左手持之，右手将匀浆捣杆垂直插入管中，上下转动研磨 3～5 次，用 3 层纱布过滤匀浆液于离心管中。整个分离过程不宜过长，以保持组分生理活性。

（4）将装有滤液的离心管配平，放入普通离心机，2 500 r/min，离心 15 min，缓缓取上清液，移入高速离心管中，保存于有冰块的烧杯中，待分离线粒体时使用。余下沉淀进行下一步骤。

（5）用 6 ml 的 0.25 mol/L 蔗糖-0.003 mol/L $CaCl_2$ 溶液悬浮沉淀物，2 500 r/min 离心 15 min，弃上清液，将残留液体用吸管吹打成悬液，滴一滴于干净的载玻片上，涂片，自然干燥。

（6）将涂片用 1% 甲苯胺蓝染色后盖片观察，可见深蓝色细胞核。

（二）高速离心分离提取线粒体

（1）将装有上清液的高速离心管，从装有冰块的烧杯中取出，17 000 r/min 离心 20 min，弃上清液，留沉淀。

（2）加入 0.25 mol/L 蔗糖-0.003 mol/L $CaCl_2$ 液 1 ml，用吸管吹打成悬液，17 000 r/min 离心 20 min。将上清液吸入另一试管中，留沉淀，加入

0.1 ml 的 0.25 mol/L 蔗糖-0.003 mol/L $CaCl_2$ 溶液混匀成悬液(可用牙签)。

(3) 取沉淀物悬液,滴在干净载玻片上(注意勿太浓密),不待干即滴加 0.02% 詹纳斯绿 B 染液染 20 min,覆上盖玻片。

(4) 镜检:线粒体蓝绿色,呈小棒状或哑铃状。

五、实验注意事项

(1) 动物材料实验前可空腹过夜,以降低肝脏组织中的脂肪含量,便于实验操作。

(2) 实验中必须注意保持细胞器的完整性,避免过于剧烈的机械操作。尤其是线粒体在保持了呼吸氧化功能时才能经活性染色法检测。

(3) 由于线粒体进行活性染色法的检测,所以样品制备好后应尽快染色,不要放置过久。

(4) 试验全过程要在 0~4℃进行,如果使用非冷冻控温的离心机一般只宜分离细胞核和线粒体,同时注意使样品保持冷冻;尽可能充分破碎组织,缩短匀浆时间,保持其生理活性。

六、作业与思考题

(1) 将线粒体沉淀做一涂片,用 1% 甲苯胺蓝染色,检查是否混杂细胞核和胞质碎片,估计分离所得线粒体的纯度。根据你的实际体会,写出操作注意事项及改进方法。

(2) 分离出的线粒体立即用詹纳斯绿 B 染色和放置室温 2 h 后再染色,比较两者着色的差异。

实验十 细胞分裂的形态观察

细胞分裂对生物的个体发育和生存,对种族绵延有着十分重要的意义。高等生物体内细胞的分裂方式有3种:无丝分裂、有丝分裂和减数分裂。

一、实验目的

(1) 掌握动、植物细胞有丝分裂过程及异同点。
(2) 初步掌握植物细胞有丝分裂临时压片方法。
(3) 了解细胞无丝分裂过程。

二、实验用品

(1) 材料:蛙血涂片、马蛔虫子宫切片和洋葱根尖切片、洋葱根。
(2) 器材和仪器:显微镜、水浴锅、镊子、小烧杯、刀片、吸水纸、载玻片、盖玻片、表面皿、酒精灯、吸管、带橡皮头铅笔、解剖针、眼科镊子。
(3) 试剂:改良苯酚品红染液、1 mol/L HCl 溶液、甲醇、蒸馏水、Carnoy 固定液、70%乙醇、醋酸洋红染液、45%醋酸、二甲苯。

三、实验内容

A. 动物细胞无丝分裂的观察——蛙血涂片

(一) 原理

无丝分裂是原核生物增殖的方式。蛙红细胞体积较大、数多,而且有核,是观察无丝分裂的较好材料。

(二) 方法

在高倍镜下,可见到处于不同阶段分裂过程中的蛙红细胞,核仁先行分裂,向核的两端移动,细胞核伸长呈杆状;进而在核的中部从一面或两面向内凹陷,使核成肾形或哑铃形改变;最后从细胞中部直接收缩成2个相似的子细胞；子细胞较成熟的红细胞小。

B. 细胞有丝分裂的观察

(一) 原理

细胞有丝分裂(Mitosis)的现象是分别由弗勒明(Flemming,1882)在动物细胞和施特拉斯布格(Strasburger,1880)在植物细胞中发现。有丝分裂过程包括一系列复杂的核变化，染色体和纺锤体的出现，以及它们平均分配到每个子细胞的过程。马蛔虫受精卵细胞中只有 6 条染色体，而洋葱体细胞的染色体为 16 条，因为它们都具有染色体数目少的特点，所以便于观察和分析。

(二) 方法

【方法一】 植物细胞有丝分裂的观察——洋葱根尖纵切片

1. 洋葱切片观察

取洋葱根尖纵切片，先在低倍镜下观察，寻找生长区，这部分的细胞分裂旺盛，大多处于分裂状态，细胞形状呈方形。换高倍镜仔细观察不同分裂时期的细胞形态特征，与动物细胞有丝分裂特征比较，找出植物细胞有丝分裂的特点和两者的区别。

2. 洋葱根尖压片制作

(1) 取材：取洋葱鳞茎，剪去老根，置于盛满清水的小烧杯上，气温 30℃ 左右，3～4 d 后，根茎部长出不定根，待长至 1～2 cm 时，剪下根尖约 0.5 cm，置于甲醇固定液中固定。3 h 转入 70% 乙醇中，冰箱保存备用。

(2) 消化：将根尖取出，水洗后放入盛有少量 1 mol/L HCl 的小烧杯中，并置于 60℃ 恒温水浴锅中软化约 10～15 min，直至根尖发白变软。

(3) 染色：将材料取出，水洗后置于载玻片上，滴数滴改良苯酚品红染液，用解剖针将组织分散，染色 15～20 min。

(4) 压片：见材料染成红色时，吸去多余染液，盖上盖玻片，在盖玻片上放两层吸水纸，用铅笔橡皮对准标本扣压(不要挪动标本)，使细胞和染色体铺展开来。

3. 镜检

观察洋葱根尖压片，先在低倍镜下观察，选择分裂相较多的部位，转至视野中央，再转高倍镜观察，可见分散的分裂间期及有丝分裂各期的细胞。

(1) 间期(interphase)：有明显的细胞核，染色质分布较均匀。由于染色质易与碱性染料结合，细胞核的颜色比细胞质深。核中可见到 1～3 个染色较浅呈球状的核仁。

（2）前期(prophase)：核膨大，染色质逐渐螺旋化变为丝状的染色线，其后染色线进一步缩短变粗，形成染色体，染色单体纵裂为二（光镜下一般不易见到），同时核仁逐渐消失、核膜破裂。

（3）中期(metaphase)：核膜完全崩解。染色体排列于细胞中部的赤道面上（即纺锤体中央，在压片标本上纺锤体不易见），正面观成一直线称赤道板。每条染色体着丝点与纺锤丝相连。此时，染色体形态最典型，每条染色体都已纵裂为两条染色单体，由一个着丝粒相连。

（4）后期(anaphase)：着丝粒纵裂为二，2条染色单体分开，形成2组染色体，分别移向细胞两极。

（5）末期(telophase)：染色体移到两极并解旋为染色质。核膜核仁出现，细胞中部出现隔膜，并逐步向两边缘发展形成细胞板，将一个细胞分裂成2个子细胞，每个细胞，各包含一个细胞核（图10-1）。

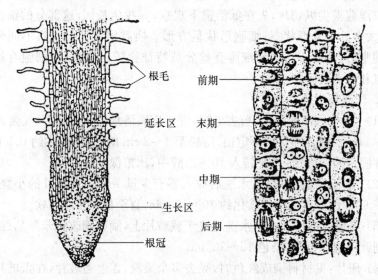

图10-1 洋葱根尖细胞（示有丝分裂各期）

【方法二】 动物细胞有丝分裂的观察——马蛔虫子宫切片

取马蛔虫的子宫切片标本，先在低倍镜下观察，可见马蛔虫子宫腔内有许多椭圆形的受精卵细胞，它们均处在不同的细胞时相。每个卵细胞都包在卵壳之中，卵壳与卵细胞之间的腔，叫卵壳腔。细胞膜的外面或卵壳的内面可见有极体附着。寻找和观察处于分裂间期和有丝分裂不同时期的细胞形态变化，并转换高倍镜仔细观察。

1. 间期(interphase)

细胞质内有2个近圆形的细胞核,一为雌原核,另一为雄原核。2个原核形态相似不易分辨,核内染色质分布比较均匀,核膜、核仁清楚,细胞核附近可见中心粒存在。

2. 分裂期(mitosis)

(1) 前期(prophase):雌、雄原核相互趋近,染色质逐渐浓缩变粗、核仁消失,最后核膜破裂、染色体相互混合,2个中心粒分别向细胞两极移动,纺锤体开始形成。

(2) 中期(metaphase):染色体聚集排列在细胞的中央形成赤道板,由于细胞切面不同,此期有侧面观和极面观的两种不同现象:侧面观染色体排列在细胞中央,两极各有一个中心体,中心体之间的纺锤丝与染色体着丝点相连;极面观由于染色体平排于赤道面上,6条染色体清晰可数。此时的染色体已纵裂为二,但尚未分离。

(3) 后期(anaphase):纺锤丝变短,纵裂后的染色体被分离为两组,分别移向细胞两极,细胞膜开始凹陷。

(4) 末期(telophase):移向两极的染色体恢复染色质状态,核膜、核仁重新出现,最后细胞膜横缢,2个子细胞形成(图10-2)。

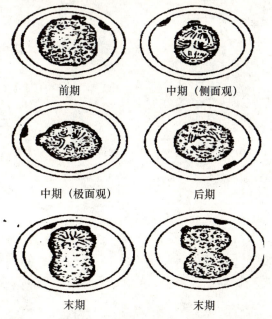

图10-2 马蛔虫的子宫切片标本(示有丝分裂各期)

四、作业与思考题

1. 绘制洋葱根尖细胞有丝分裂各期图,注意体现各期的主要形态特征。
2. 动物细胞与植物细胞有丝分裂有什么不同?

实验十一　小鼠骨髓细胞染色体标本的制备和观察

真核细胞染色体的数目和结构是重要的遗传指标之一。染色体的制备在原则上可以从所有发生有丝分裂的组织和细胞悬浮液中得到。最常用的途径是从骨髓细胞、血淋巴细胞和组织培养的细胞中制备染色体。

小型动物的染色体制片最好的材料是骨髓组织，在骨髓细胞中，有丝分裂指数相当高，因此可以直接得到中期细胞，而不必像淋巴细胞或其他组织那样要经过体外培养。对大型动物通常采用髂骨、脊椎或胸骨穿刺术吸取红骨髓，小型动物多采用剥离术取股骨以获得骨髓细胞。通过骨髓得到染色体方法比较简便，一般无须无菌操作，在临床上多用于白血病的研究。在实验条件下，这种染色体是机体内真实情况的反映，因此在药品检验、环境监测、食品检验等工作以及致畸、致癌、致突变等研究中，利用骨髓制片的方法易于观察毒性物质在体内对细胞和染色体的影响。

一、实验目的

(1) 掌握小鼠骨髓细胞染色体标本的制备方法。
(2) 了解小鼠染色体的形态特征。

二、实验原理

在正常动物体内，骨髓细胞具有丰富的细胞质和高度分裂能力，不必经体外培养，也不需要植物凝集素(phyto-hemagglutinin, PHA)的刺激，可直接观察到分裂细胞。用适量秋水仙素(colchicine)溶液注入小鼠腹腔内，可抑制分裂细胞纺锤丝的形成，使许多处于分裂的细胞停滞于中期，再经离心、低渗、固定、滴片等步骤，通过常规空气干燥法制片，便可制作出理想的小鼠骨髓细胞染色体标本。骨髓细胞染色体标本的制备，具有取材容易，方法简单易行等优点，设备也简单，在一般的实验室均可进行，是研究动物细胞遗传学的好材料。

三、实验用品

(1) 材料：小鼠。

(2) 器材与仪器：天平、离心机、显微镜、解剖盘、解剖剪、镊子、刀片、试管架、吸管、1 ml 注射器、5 号针头、10 ml 离心管、400 ml 烧杯、量筒、酒精灯、冷冻载玻片、吸水纸、擦镜纸。

(3) 试剂：0.1%秋水仙素溶液，2%柠檬酸钠溶液，0.4%KCl 低渗液，甲醇(AR)，冰醋酸(AR)，pH 6.8 磷酸缓冲液，Giemsa 染液，乙醚，香柏油。

四、实验内容

(1) 秋水仙素处理：实验前 3~4 h 按动物每克体重 2~4 μg 的剂量，腹腔注射秋水仙素。

(2) 取材：颈椎脱臼法处死小鼠，将其置于解剖盘上，从后肢膝盖上方剪开大腿皮肤和肌肉，暴露出股骨，用刀片剔掉肌肉，取出完整的股骨(从髂关节至膝关节)。

(3) 收集细胞：剪去股骨的两端，用盛有 0.6~1 ml 2%柠檬酸钠的注射器接上 5 号针头，插入股骨的上端，冲出骨髓细胞至离心管中，至股骨变白色，取下注射器针头。反复吸打骨髓细胞，使细胞团分散，将收集的骨髓细胞移入 10 ml 离心管中，平衡后放入离心机，1 000 r/min 离心 8 min。

(4) 低渗处理：弃上清液，加入 8 ml 0.4%KCl 低渗液，用吸管轻轻吹打成细胞悬浮液，随即将离心管置 37℃水浴中低渗 10 min 后，1 000 r/min 离心 8 min。

(5) 预固定：弃上清液，沿离心管缓慢加入新配制的 Carnoy 固定液 5 ml (加固定液时注意不要冲动细胞团块)，立即用吸管吹打均匀，静置固定 20 min 后，1 000 r/min 离心 10 min，弃上清液。

(6) 固定：沿管壁慢慢加入 5 ml 固定液，立即用吸管吹打成细胞悬液，室温下固定 20 min。1 000 r/min 离心 10 min，弃上清液。

(7) 制备细胞悬液：视管底细胞的多少加入 0.2~0.5 ml 新配制的固定液，用吸管将细胞团块轻轻吹打成细胞悬液。

(8) 滴片：用镊子取预先冰冻的干净载玻片，迅速滴上 2~3 滴细胞悬浮液，立即用嘴向同一方向吹气，使细胞分散均匀，然后置酒精灯上微微加热干燥(在空气干燥的地方可不用)。

(9) 染色：将晾干的玻片平放在洁净的支架上，细胞面朝上，用

Giemsa 染液 3~4 ml,染色 10 min。自来水缓缓冲洗干净 Giemsa 染液,晾干,镜检。

(10) 镜检:在低倍镜下找到中期分裂象的细胞,转用高倍镜,选择染色体分散适度、长度适中的分裂象进行观察。在显微镜下可观察到小鼠染色体被 Giemsa 染液染成紫红色,形态都为端着丝粒染色体,一般为"U"形;小鼠体细胞染色体数目为 $2n = 40$ (图 11-1)。

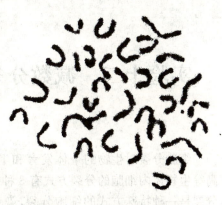

图 11-1 小鼠体细胞染色体

五、注意事项

(1) 掌握好秋水仙素的浓度和处理时间,浓度过高,处理时间过长,会使染色体过分收缩,不利于形态观察。

(2) 控制好离心的转速,一般以 1 000 r/min 为宜,转速过大,会造成细胞结块,不利于染色体伸展;转速过小,细胞不能充分沉淀,会造成细胞分裂象丢失。

(3) 低渗处理是实验成败的关键,其目的是使细胞体积胀大,染色体松散。低渗处理时间过长,会造成细胞破裂,染色体丢失,不能准确计数。低渗处理时间不足,细胞内染色体则聚集在一起,不能很好伸展开来,观察时无法区别和计数。

(4) 固定液要现配现用,固定要充分。

(5) 载玻片要洁净和预先冷冻,无油脂,滴片要有一定的高度,以利于细胞和染色体充分分散。

六、作业与思考题

(1) 绘制所观察小鼠细胞染色体的数目和形态。

(2) 通过这次实验,你认为制备染色体标本过程中要注意哪些问题?

实验十二 减数分裂标本的制备和观察

细胞分裂对生物的个体发育和生存,对种族繁衍有着十分重要的意义,高等生物体内细胞的分裂方式有 3 种:无丝分裂、有丝分裂和减数分裂。减数分裂是一种特殊方式的细胞分裂,染色体复制一次,细胞连续分裂两次。在分裂过程中包含了同源染色体的配对、交换、分离和非同源染色体的自由组合,减数分裂结束后形成了 4 个具有不同遗传物质、染色体数目减半的子细胞,是产生遗传多样性的基础。减数分裂仅在配子形成过程中发生,经过受精作用,染色体数目又恢复体细胞的水平。这在物种延续的过程中确保了染色体数目的恒定,从而使物种在遗传上具有相对的稳定性。

一、实验目的

(1) 掌握用小鼠睾丸制作减数分裂染色体标本的方法。
(2) 掌握减数分裂过程的分期和特征。

二、实验原理

减数分裂由两次分裂组成,分别称为第一次减数分裂(或减数分裂Ⅰ)和第二次减数分裂(或减数分裂Ⅱ),每次分裂同样包含前期、中期、后期、末期。两次分裂细胞变化最复杂的是减数分裂Ⅰ的前期Ⅰ,根据其染色体变化又分为细线期、偶线期、粗线期、双线期及终变期 5 个时期。在这个过程中同源染色体将发生配对(联会)和交换等现象,逐渐凝缩为二价体,到了中期,排列于赤道板上。第一次分裂的后期,成对的同源染色体分开,分别移向两极,形成 2 个子细胞。接着第二次分裂开始,很快地进入中期和后期,每一染色体的 2 个染色单体以均等方式分开,分布在末期子细胞中。故在两次分裂完成之后,形成 4 个子细胞,子细胞的染色体数目只有母细胞的 1/2。

三、实验用品

(1) 材料:18～20 g 雄性小鼠。

(2) 器材和仪器：光学显微镜、解剖盘、解剖剪、解剖针、镊子、注射器、培养皿、恒温水浴箱、离心机、10 ml 刻度离心管、染色缸、试管架、吸管、冷冻的载玻片、擦镜纸、吸水纸。

(3) 试剂：秋水仙素、2%柠檬酸钠溶液、0.075 mol/L KCl 低渗液、甲醇(AR)、冰醋酸(AR)、60%醋酸、Giemsa 染液。

四、实验内容

(1) 秋水仙素处理：取性成熟的雄性小鼠，在处死前 3~4 h 给药（向腹腔注入 0.3 ml 秋水仙素，浓度达 10 μg/ml）。

(2) 取曲细精管：用颈椎脱臼法处死小鼠，在解剖盘中剖开腹腔，取出白色椭圆形睾丸放入培养皿中加入 2%柠檬酸钠溶液，其量以没过睾丸为准。用剪刀和镊子剥离包在睾丸外层的白膜，挑出线状的曲细精管。更换柠檬酸钠溶液洗涤曲细精管 2 次。将曲细精管移入 10 ml 刻度离心管内。

(3) 低渗处理：加 10 ml 37℃预温 0.075 mol/L KCl 于离心管内，将曲细精管吹打混匀，静置低渗 15 min 后，轻轻吸去上清液，保留 1 ml 低渗液及沉淀物。

(4) 预固定：加 9 ml 新配制的 Carnoy 固定液固定 20 min，离心 10 min（1 000 r/min），吸去上清液，保留 1 ml 固定液及沉淀物。

(5) 软化：加 60%醋酸 1 ml，软化 2 min 至绝大部分曲细精管已软化成混浊状（时间不能太长）。

(6) 再固定：直接加 5 ml 固定液，用吸管反复吹打，使处于减数分裂过程中的各期细胞脱落，用吸管吸掉肉眼可见的膜状物，静置 20 min。

(7) 制备细胞悬液：将剩余悬液平衡，1 000 r/min 离心 1 min，去上清液。所得沉淀物除少部分精子外，即是处于减数分裂各期的细胞。加入新鲜固定液 3~4 滴（视沉淀物多少适当增减滴数），用吸管轻轻吹打成细胞悬液。

(8) 滴片：用镊子取预先冷冻的干净载玻片，迅速滴上 1~2 滴细胞悬液，立即用吸管轻轻吹散细胞，空气干燥。

(9) 染色：将晾干的玻片平放在洁净的支架上，细胞面朝上，用 Giemsa 染液 3~4 ml，染色 10 min，自来水缓缓冲洗干净 Giemsa 染液，晾干。

(10) 镜检：在显微镜下先用低倍镜寻找处于减数分裂各期的细胞，再转换高倍镜和油镜仔细观察。

【附录】 各分裂时期要点

1. 减数分裂Ⅰ

(1) 前期Ⅰ：前期Ⅰ时间较长且复杂，一般分为下列 5 个时期，各时期特征如下。

1) 细线期(lepone)：细胞核膨大，染色质浓缩、凝聚成细而长的细线，每一条细线代表一个染色体，染色丝上有许多染色粒。DNA 虽然已经复制，但还看不出双线结构。染色体间往往难以区分，染色丝绕成一团。在这种细丝的局部，可见到念珠状的染色粒，核仁明显。

2) 偶线期(zygotene)：细胞核更大，染色体的形态与细线期没有多大变化。同源染色体配对(联会)。起初每对同源染色体在核的同一侧开始配对，另一侧仍散开未配对，配对的结果，染色体由 n 对变成 n 个二价体(bivalent)。这种染色体细长，数不清其数目。

3) 粗线期(pachytene)：染色体缩短变粗，每个二价体含有 4 条染色单体(chromatid)，叫四分体(tetrad)。每条染色体的两条染色单体互称为姐妹染色单体。同源染色体的染色单体间互称为非姐妹染色单体。姐妹染色单体间的交换是在这时期完成的，但在形态上难以见到。

4) 双线期(dplotene)：染色体缩得较短较粗，同源染色体开始分离，不过在染色体发生互换的地点仍然连在一起，构成交叉结，且交叉逐渐向端部移动(称为端化)。

5) 终变期(diarinesis)染色体继续缩短变粗，并向核的四周移动，交叉端化明显。此时染色体最清楚，便于计数。核膜、核仁消失。

(2) 中期Ⅰ：该期核膜和核仁消失，二价体排列在赤道板上，成对染色体的着丝点朝向两极，纺锤丝出现，把着丝点拉向两极。从侧面看来，各二价体成排横列在纺锤体中部。从极面来看，二价体呈分散排列在赤道面上，这时也是鉴别染色体的适当时期。

(3) 后期Ⅰ：该期二价体中的两条同源染色体分开，分别向两极移动。此时每个染色体的着丝点尚未分裂，带着两条染色单体，每极各有 n 个染色体数，所以说在后期Ⅰ时染色体发生减半了。

(4) 末期Ⅰ：该期移向两极的染色体又聚合起来，核膜重建，核仁重新形成，接着进行胞质分裂，成为 2 个子细胞，染色体渐渐解开螺旋，纤丝螺旋折叠程度降低，又变成细丝状。这里要注意到，末期Ⅰ与有丝分裂末期的区别：末期Ⅰ的染色体只有 n 条，但每条染色体具有 2 个染色单体；而有丝分裂末期的染色体有 $2n$ 条，每条只有一个染色单体(子染色体)。

2. 减数分裂Ⅱ

在末期Ⅰ后,通常紧接着进入减数第二分裂前期,也有的经过一个短暂的间期。减数第二分裂和一般有丝分裂相似,也可分以下4个时期。

(1) 前期Ⅱ:前期Ⅱ的情况完全和有丝分裂前期一样,也是每一染色体具有两条染色单体,所不同的是只有 n 条染色体了。着丝点还连在一起,染色体臂张开。

(2) 中期Ⅱ:可以看到缩短了的具有2个染色单体的染色体又整齐地排列在各个分裂细胞的赤道板上。

(3) 后期Ⅱ:每个染色体的着丝点纵裂,姐妹染色单体开始分向两极。

(4) 末期Ⅱ:趋向两极的染色体形成新的细胞核,形成4个子细胞,每个子细胞只有 n 条染色单体(图12-1)。

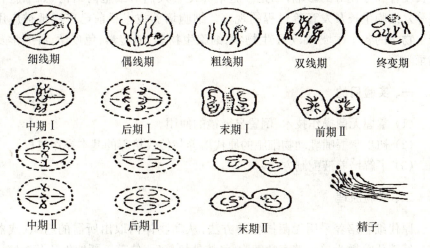

图12-1 减数分裂染色体示意图

五、作业与思考题

(1) 简述有丝分裂与减数分裂的异同。

(2) 绘图示小鼠减数分裂各时期,并叙述其典型特征。

实验十三　动物细胞的原代培养

细胞培养是用无菌操作的方法将动物体内的组织（或器官）取出，模拟动物体内的生理条件，在体外进行培养，使其不断地生长、繁殖，人们借以观察细胞的生长、繁殖、细胞分化以及细胞衰老等过程的生命现象。

细胞培养的突出优点：一是便于研究各种物理、化学等外界因素对细胞生长发育和分化等的影响；二是细胞培养便于人们对细胞内结构（如细胞骨架等）、细胞生长及发育等过程的观察。细胞培养技术目前已广泛地被应用于生物学的各个领域，如分子生物学、细胞生物学、遗传学、免疫学、肿瘤学及病毒学等。

一、实验目的

(1) 掌握无菌操作技术、倒置显微镜的使用。
(2) 初步掌握哺乳动物细胞的原代培养与传代培养的基本操作过程。
(3) 了解培养液配制方法。

二、实验原理

原代细胞培养采用无菌操作的方法，从动物体内取出所需的组织（或器官），经消化分散为单个游离的细胞，经体外培养后，使其不断地生长及繁殖。

细胞培养是一种操作烦琐而又要求十分严谨的实验技术。要使细胞能在体外长期生长，必须满足 2 个基本要求：一是供给细胞存活所必需的条件，如适量的水、无机盐、氨基酸、维生素、葡萄糖及其有关的生长因子、氧气、适宜的温度，注意外环境酸碱度和渗透压的调节；二是严格控制无菌条件。

三、实验用品

(1) 材料：出生后 2~3 d 乳鼠。
(2) 器材和仪器：解剖剪、解剖镊、眼科剪（尖头、弯头）、眼科镊（尖头、弯头）、培养皿、量筒、试管、锥形瓶、吸管、橡皮头、培养瓶（小方瓶或中方瓶）等。

上述器材均须彻底清洗、烤干、包装好,高压灭菌 30 min 备用。光学显微镜、酒精灯、酒精棉球、碘酒棉球、试管架、记号笔、搪瓷盘、不锈钢网(100 目)等。

(3) 试剂:0.83%NH_4Cl,胰蛋白酶(0.25%),D-Hanks 液,RPMI 1640 培养液,小牛血清,青、链霉素液等。

四、实验内容

(1) 取材:用颈椎脱臼法处死小鼠。然后把整个动物浸入盛有 75%乙醇的烧杯中消毒数秒钟,取出后放在大平皿中带入超净台置于无菌平皿中。

(2) 取肾:在腰部的后缘,用解剖镊提起皮肤,用解剖剪剪开皮肤,将剪开的皮肤分别拉向两侧。再换一把解剖剪及解剖镊,剪开背部的肌肉,暴露出腹腔,即可见到肾脏,用弯头眼科镊取出肾脏,置于无菌培养皿中。

(3) 剪肾:用眼科剪将肾膜剪破,并将其剥向肾门,去肾膜及脂肪。用 Hank 液洗涤 1 次,将洗过的肾脏转入另一培养皿中。换一把眼科剪,沿肾脏的纵轴剪开。去掉肾盂部分,将肾剪成数块,然后用 Hanks 液洗涤 1 次。将洗过的肾块转移入无菌的青霉素瓶中。用弯头眼科剪将肾剪成 1 mm^3 大小的块,组织块的大小应尽量均匀一致,再用 Hank 液洗涤 2~3 次,直到液体澄清为止。

(4) 消化及分散组织块:将上步清洗过的 Hanks 液吸掉,按组织块体积的 5~6 倍加入 0.25%胰蛋白酶液(pH 7.6~7.8),置于 37℃水浴中进行消化。消化时间在 20~40 min。每隔 10 min 摇动一次青霉素瓶,以便组织块散开,以利继续消化,直到组织变成松散、黏稠状,并且颜色略变为白色为止。这时可从水浴中取出青霉素瓶,吸去胰蛋白酶液,此时再用 Hanks 液洗涤 2~3 次。用吸管反复吹打组织块,直到大部分组织块均分散成混浊的细胞悬液为止。此时,可将分散的细胞悬液经过灭菌的纱布(或不锈钢网)进行过滤,以去除部分较大的组织碎片。

(5) 计数与稀释:从上步滤过的细胞悬液中吸取 1 ml 细胞液,进行计数。将细胞液滴于血细胞计数板上,按白细胞计数法进行计数,计数后用营养液进行稀释。稀释后的浓度一般以每毫升含细胞 30 万~50 万为宜。

(6) 分装与培养:将稀释好的细胞悬液分装于培养瓶中(一般 5 ml/瓶,1 ml 青霉素瓶),盖紧瓶塞,在培养瓶上面做好标记,以免放反,并在瓶口处注明细胞、组别及日期。

然后放于培养架上,并轻轻摇动培养架,避免细胞堆积,以便细胞能均匀分布。最后将培养瓶置于 37℃条件下进行培养。

(7) 观察:置于37℃培养的细胞,需逐日进行观察。主要观察内容如下。

1) 培养物是否被污染,如培养液变为黄色且混浊,表示该瓶被污染。

2) 细胞生长状况与培养液颜色的变化,如培养液变为紫红色,一般细胞生长不好。可能是瓶塞未盖紧或营养液 pH 过高。

3) 培养液变为橘红色,一般显示细胞生长良好。

经过 1～2 d 培养后,若细胞生长情况较差或培养液变红了,则可换一次营养液。换液时也要注意无菌操作,在酒精灯旁,倒去原培养瓶中的营养液,再加入等体积新配营养液,pH 7.0。若经 2～3 d 后,细胞营养液变黄,此时表示细胞已生长。如果希望细胞长得更好些,此时也可换液。所用的溶液称为维持液,它与营养液的组成完全相同,仅所用血清量为 5%。以后每隔 3～4 d(视细胞液 pH 值而定)更换一次维持液。待细胞已基本长成致密单层时,此时即可进行传代培养。

五、注意事项

(一) 器材和液体的准备

细胞培养用的玻璃器材,如培养瓶、吸管等在清洗干净以后,装在铝盒和铁筒中,120℃,2 h 干烤灭菌后备用;手术器材、瓶塞、配制好的 PBS 液用灭菌锅,20 min 蒸气灭菌;MEM 培养液、小牛血清、消化液用 G6 滤器负压抽滤后备用。

(二) 无菌操作中的注意事项

在无菌操作中,一定要保持工作区的无菌清洁。为此,在操作前要认真地洗手并用 75% 乙醇消毒。操作前 20～30 min 启动超净台吹风。操作时,严禁说话及用手直接拿无菌的物品,要用器械,如止血钳、镊子等去拿。培养瓶要在超净台内才能打开瓶塞,打开之前用乙醇将瓶口消毒,打开后和加塞前瓶口都要在酒精灯上烧一下,打开瓶口后的操作全部都要在超净台内完成。操作完毕后,加上瓶塞,才能拿到超净台外。使用的吸管在从消毒的铁筒中取出后要手拿末端,将尖端在火上烧一下,戴上胶皮乳头,然后再去吸取液体。在整个无菌操作过程中都应该在酒精灯的周围进行。

实验十四　传代细胞培养与观察

一、实验目的
(1) 掌握观察体外培养细胞的形态及生长状况的方法。
(2) 了解细胞的传代方法及操作。

二、实验原理
传代培养是指细胞从一个培养瓶以 1∶2 或 1∶2 以上的比例转移,接种到另一培养瓶的培养。传代培养的第一步也是制备细胞悬液,当细胞长成致密单层时,它很容易被蛋白水解酶和乙二胺四乙酸盐(EDTA)所破坏。所以,一般采用胰蛋白酶和 EDTA 的混合物作为消化液。

三、实验用品
(1) 材料:鼠肾原代细胞。
(2) 器材和仪器:解剖剪、解剖镊、眼科剪(尖头、弯头)、眼科镊(尖头、弯头)、培养皿、量筒、试管、锥形瓶、吸管、橡皮头、培养瓶(小方瓶或中方瓶)等。上述器材均须彻底清洗、烤干、包装好,高压灭菌 30 min 备用。倒置显微镜、酒精灯、酒精棉球、碘酒棉球、试管架、记号笔、搪瓷盘、不锈钢网(100 目)等。
(3) 试剂:L-磷酸盐缓冲液(PBS,无钙镁溶液),0.5% 胰蛋白酶,0.4% EDTA,EMEM 液,3% 谷氨酰胺,0.5% 台盼蓝染液等。

四、实验内容
在做传代细胞培养之前,首先将培养瓶置于倒置显微镜下,观察培养瓶中细胞是否已长成致密单层,如已长成单层,即可进行细胞的传代培养。
(1) 将长成单层的原代培养细胞从二氧化碳培养箱中取出,在超净工作台中,酒精灯旁打开瓶塞,倒去瓶中的细胞营养液,然后加入适量的无钙、镁离子的 PBS 液,轻轻摇动,将溶液倒出。加入少许消化液(0.02% EDTA 或

0.04%EDTA+0.5%胰蛋白酶液各一半),以液面盖住细胞为宜,静置5~10 min。

(2) 翻转培养瓶,肉眼观察细胞单层是否出现缝隙(针孔大小的空隙),如出现缝隙,即可倒去消化液,加入3~5 ml新鲜培养液,然后用吸管吸取培养瓶中的营养液,反复吹打瓶壁上的细胞层至瓶壁细胞全部脱落下来为止。继续轻轻地吹打细胞悬液,以使细胞散开。随之即可补加营养液,进行分装。

(3) 将细胞悬液吸出2 ml左右,加到另一个培养瓶中,并向每个瓶中分别加3 ml左右培养液,盖好瓶塞,做好标记,注明细胞名称、日期、培养人姓名等。置于培养架上,轻摇使细胞均匀分布,以免堆积成团。送回二氧化碳培养箱中,继续进行培养。

五、预期结果

一般情况,传代后的细胞在2 h左右就能附着在培养瓶壁上,2~4 d就可在瓶内形成单层,需要再次进行传代。

1. 观察重点

细胞培养24 h后,即可进行观察,观察的重点如下。

(1) 首先要观察培养细胞是否污染。主要观察培养液颜色的变化及混浊度。

(2) 观察培养液颜色变化及细胞是否生长。

(3) 如细胞已生长,则要观察细胞的形态特征,并判断其所处的生长阶段。

(4) 观察完毕,可用台盼蓝染液对细胞进行染色,以确定死、活细胞的比例。

2. 细胞的生长阶段及其形态特征

传代培养的细胞需逐日进行观察,注意细胞有无污染、培养液颜色的变化及细胞生长的情况。一般中层培养的细胞,从培养开始,经过生长、繁殖、衰老及死亡的全过程。它是一个连续的生长过程,但为了观察及描述,人为地将其分为5个时期,但各期间无明显绝对界限。

(1) 游离期:当细胞经消化分散成单个细胞后,由于细胞原生质的收缩相表面张力以及细胞膜的弹性,此时细胞多为圆形,折光率高。此期可延续数小时。

(2) 吸附期(贴壁):由于细胞的附壁特性,细胞悬液静置培养一段时间(7~8 h)后,便附着在瓶壁上(此期不同细胞所需时间不同)。在显微镜下观察时可见瓶壁上有各种形态的细胞,如圆形、扁形、短菱形。细胞的特点:大多立体感强,细胞内颗粒少,透明。

(3) 繁殖期:培养 12～72 h,细胞进入繁殖期,加速了细胞生长和分裂。此期包括由几个细胞形成的细胞岛(即由少数细胞紧密聚集而呈现的孤立细胞群,常散在地分布在瓶壁上),到细胞铺满整个瓶壁(即所谓形成细胞单层)的过程。此期细胞形态为多角形(呈现上皮样细胞的特征)。细胞特点:透明,颗粒较少,细胞间界限清楚,并可隐约见到细胞核。根据细胞所占瓶壁有效面积的百分率,又可将其生长状况分为 4 级,以"+"的多少表示如下。

"+":细胞占瓶壁有效面积(也就是细胞能生长的瓶壁面积)的 25% 以内有新生细胞。一般要观察 3～5 个视野内的细胞生长状况,然后加以综合分析判断。

"++":细胞占瓶壁有效面积的 25%～75% 以内有新生细胞。

"+++":细胞占瓶壁有效面积的 75%～95%,有新生细胞。细胞排列致密,但仍有空隙。

"++++":细胞占瓶壁 95% 以上,细胞已长满或接近长满单层,细胞致密,透明度好。

从"++"到"++++"为细胞的对数增长期(或称为指数增长期)。

(4) 维持期:当细胞形成良好单层后,细胞的生长与分裂都减缓,并逐渐停止生长,这种现象被称为细胞生长的接触抑制。此时细胞界限逐渐模糊,细胞内颗粒逐渐增多,且透明度降低,立体感较差。由于代谢产物的不断积累,维持液逐渐变酸。此时营养液已变为橙黄色或黄色。

(5) 衰退期:由于溶液中营养的减少和日龄的增长,以及代谢产物的累积等因素,此时细胞间可出现空隙,细胞中颗粒进一步增多,透明度更低,立体感很差。若将细胞经固定染色处理后,可见细胞中有大而多的脂肪滴及液泡。最后,细胞皱缩,逐渐死亡,从瓶壁上脱落下来。

第二篇

医学遗传学

第二部

日本語教育

实验十五 人类正常遗传性状的调查

人类是随机婚配的群体，其性状的表现反映出群体的遗传组成，从群体性状的遗传分析，可以了解不同种族（民族）的基因频率和基因型频率以及了解控制不同性状基因的分布情况。人类性状的遗传可以区分为两大类：①单基因遗传。单基因遗传是指某一性状的表现，是由 1 对基因所决定。②多基因遗传。多基因遗传是指某一性状的表现，是由 2 对或 2 对以上的基因所决定。

在自然界，无论动、植物，一种性别的任何一个个体有同样的机会与其相反性别的任何一个个体交配。假设某一位点有一对等位基因 A 和 a，A 基因在群体出现的频率为 p，a 基因在群体出现的频率为 q；基因型 AA 在群体出现的频率为 D，基因型 Aa 在群体出现的频率为 H，基因型 aa 在群体出现的频率为 R。群体（D，H，R）交配是完全随机的，那么这一群体基因频率和基因型频率的关系是：

$$D = p^2, H = 2pq, R = q^2$$

这说明任何一物种的所有个体，只要能随机交配，基因频率很难发生变化，物种能保持相对稳定性。根据遗传平衡定律，可以对人类群体进行基因频率的分析。

一、实验目的

(1) 掌握人类一些常见遗传特性及其遗传方式。
(2) 熟悉不同种族（民族）的基因频率和基因型频率。
(3) 了解控制不同性状基因的分布情况。

二、实验用品

(1) 材料：参试人员的手指血两滴。
(2) 器材与仪器：载玻片、消毒药棉、一次性采血针、放大镜、量角器等。

(3) 试剂：抗 A 血清、抗 B 血清、70％乙醇、苯硫脲(phenylthiocarbamide, PTC)1~14 溶液。

三、实验内容

（一）人类血型的遗传

1. 原理

人类血型的发现早在 1900 年就由 Karl Landsteiner 博士报道，建立了人类 ABO 血型系统。Landsteiner 并因此获得诺贝尔奖。ABO 血型的划分基础即红细胞膜上抗原存在的性质，这种抗原刺激淋巴细胞产生相应的抗体，抗体与红细胞表面抗原结合发生凝聚，随之由巨噬细胞清除。ABO 血型系统的抗原有两种，分别记为 A 和 B。红细胞表面抗原为 A 的即为 A 血型，抗原为 B 的即 B 血型，同时具有 A、B 两种抗原的为 AB 血型，而既没有 A，也没有 B 抗原的为 O 血型。此外，在相应的血清中，A 型者血清含抗 B 抗体或称 β 抗体，B 型者血清中含抗 A 抗体或称 α 抗体，O 型者血清中则同时含上述两种抗体，AB 型者血清中没有这两种抗体。由于相应抗原、抗体之间的凝聚反应，在输血时对供血、受血者的血型有一定血型限制要求（表 15 - 1）。

表 15 - 1　ABO 血型

血型	基因型	红细胞中的抗原	血清中的抗体	被凝聚的红细胞类型	输血中所能接受的血型
A	$I^A I^A$, $I^A I^O$	A	β(抗 B)	B, AB	A, O
B	$I^B I^B$, $I^B I^O$	B	α(抗 A)	A, AB	B, O
AB	$I^A I^B$	A, B	—	—	A, B, O
O	ii	—	α, β(抗 A, 抗 B)	A, B, AB	O

红细胞的凝聚可用肉眼或用显微镜观察到，具体检查时只需两种试剂，即抗 A 血清和抗 B 血清。根据不同血型的特异凝聚反应，就可以直接确定血型。表 15 - 2 说明了 4 种血型的血细胞与两种抗血清的凝聚反应结果，"＋"为凝聚，"－"表示不凝聚。

2. 方法

（1）用标记笔在一洁净载玻片上画 3 个圆圈。分别标记上 A、B、C，顺次滴一滴抗 A 血清、抗 B 血清、0.9％生理盐水（对照），如图 15 - 1。

表 15-2 人血型检验

未知血样	所用抗血清类型		血型
	抗 A	抗 B	
1	+	−	A
2	+	+	AB
3	−	+	B
4	−	−	O

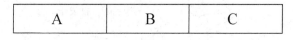

图 15-1 抗血清的位置

(2) 用医用乙醇棉球将受检者中指尖消毒(图 15-2),然后用消毒针尖将指尖扎一小孔,挤掉第一滴血,再在 A、B、C 3 个圈中各滴一滴,迅速用牙签将每圈中的血清和血样混匀,静置约 10 min。注意,取血后,手指再用乙醇棉球消毒、止血。混匀时,每个圈使用一根牙签,不要混用。

(3) 直接或在显微镜下观察凝聚反应结果,根据表 15-2 判断所检血样的血型。

(二) PTC 尝味测试

1. 原理

PTC 是白色结晶药物,因有硫代酰胺基故有苦涩味,对人无毒亦无副作用。能尝出其味的人,称 PTC 尝味者,这决定于显性基因 T 的存在。有的人几乎不能尝出其苦涩味,称为味盲,这决定纯合的隐性基因 tt 的存在。这对基因位于人类第七号染色体上。不同民族和个体的尝味能力不同,在我国人群中味盲率汉族约占 10%,而广西壮族仅约为 4%。显性纯合 TT 者在溶液浓度为 1/750 000 时即可尝出苦味,隐性纯合 tt 必须在溶液浓度大于 1/24 000 时才能尝出其苦味,有人甚至连药物粉末亦尝不出来。杂合子 Tt 的尝味能力介于显性纯合与隐性纯合之间。人类对 PTC 的尝味能力属不完全显性或半显性遗传。

2. 方法

测试时受检者从 14 号逆浓度顺序尝味,用吸管滴一两滴在舌根上,测出自己对 PTC 尝味能力的阈值。如果对各种浓度的溶液都尝不出苦味来,可用

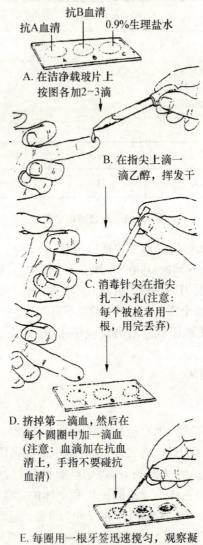

图 15-2　ABO 血型操作图解

少量 PTC 粉末放在舌根上，再尝其味如何。

有调查表明，纯合味盲（tt）者易患结节性甲状腺肿，原发性青光眼患者味盲率占 26%，先天愚型中味盲者亦较多。

(三) 耳垂遗传

人群中在耳廓下方有半圆稍隆起的耳壳称耳垂,有些人有耳垂,有些人则无耳垂(图 15-3)。有耳垂和无耳垂者其遗传方式分别为 AD 遗传、AR 遗传。耳窝(耳垂皮肤中小窝)属 AR 遗传。

有资料表明在耳垂上有皱褶的人,常与冠心病关联。

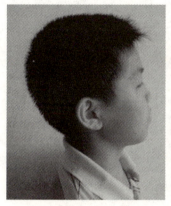 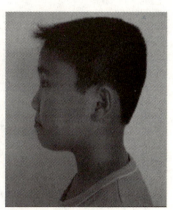

与脸颊分离　　　　　　　紧贴脸颊

图 15-3　耳垂的位置

(四) 达尔文结节遗传

人类耳轮边上有一个小突起称达尔文结节(图 15-4),一般认为这个突起与猴类耳壳的耳尖相当。达尔文结节为显性基因,但表现率低,类似隐性或筒状,也有人认为达尔文结节与鼻尖厚度连锁遗传。

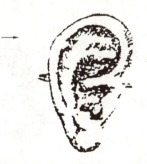

图 15-4　达尔文结节

(五) 卷舌和翻舌遗传

按自己的意志将舌的两侧缘向中线卷曲呈槽状(图 15-5),在人群中能完成这个动作的,其遗传方式为 AD 遗传,不能完成动作的其遗传方式为 AR 遗传。

翻舌即舌尖伸出口外能后翻对着上颌门齿。舌的活动在人群中可见 3 种类型:①舌能卷不能翻;②舌能卷又能翻;③舌不能卷也不能翻。舌不能卷而能翻者实属罕见。研究卷舌与翻舌遗传特征与我国人群的发育有关。

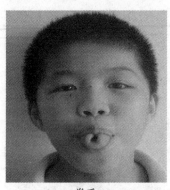 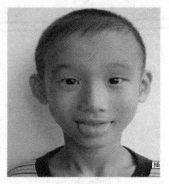

卷舌　　　　　　　　　　不能卷舌

图 15-5　舌的形状

(六) 耳垢性状遗传

检查中耳道内的耳垢,有些人是干的,有些人是湿的。其遗传方式湿耳垢是 AD 遗传,而干耳垢则为 AR 遗传。

(七) 前额发突遗传

人类有的个体前额发际处呈"V"形发尖(图 15-6),这种特征是可遗传的。

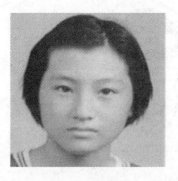 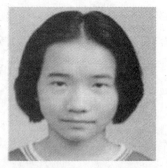

图 15-6　额前"V"形发尖

（八）头发的直卷性状遗传

在人群中大多数人的头发是顺直的，直发的横截面是圆形，基因型是 TT；有些人在自然状态头发是卷曲的，卷发其横截面是椭圆形，基因型是 tt；有些人的头发则成波浪式，波发的基因型为 Tt（图 15-7）。

（九）头发螺纹遗传

在头顶略靠后方的中线处有一螺纹（个别人不止一个），螺纹的纹路有两种方式，有的人是顺时针方向，有些人则是逆时针方向。认为其遗传方式顺时针发螺为 AD 遗传，逆时针发螺为 AR 遗传。

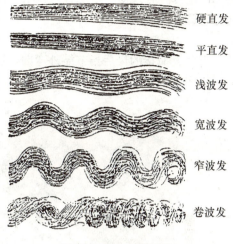

图 15-7　头发的形状

（十）眼睑遗传

主要指双重睑和单重睑。双重睑又称蒙古褶，俗称双眼皮，其遗传方式为 AD 遗传。单重睑又称眼无蒙古褶，俗称单眼皮（图 15-8），其遗传方式为 AR 遗传。

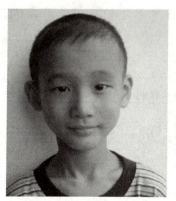   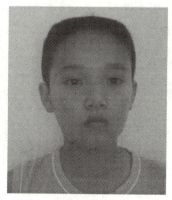

无蒙古褶　　　　　　　有蒙古褶

图 15-8　眼睑的特征

（十一）睫毛性状遗传

双眼紧闭后，有些人看到浓黑的睫毛明显外伸露，称长睫毛，其遗传方式为 AD 遗传。有人则明显地看到睫毛较稀少而短,闭眼后外伸不明显,称为短睫毛,其遗传方式为 AR 遗传。

（十二）拇指关节远端超伸展遗传

有些人拇指的最后指节能外弯曲,其弯曲度与拇指中轴可达 60°（图 15-9）。它属隐性遗传方式。

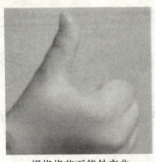
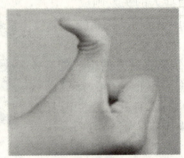

拇指指节不能外弯曲　　　　拇指指节能外弯曲

图 15-9　拇指关节远端超伸展

（十三）左利与右利遗传

系指人们用手的习惯,左利与右利俗称左撇子和右撇子。有资料表明双亲惯用右手,孩子惯用左手频率为 6%;双亲之一惯用左手,孩子惯用左手频率为 17%;双亲惯用左手,孩子惯用左手频率为 50%;杂合体惯用右手或左手取决于环境变异。

五、作业

(1) 两人为一组,相互检查对方的遗传性特征,并把检查情况填在调查表（见附录）上。

(2) 统计全班（年级）的资料,进行基因频率和基因型频率的计算。

实验十六　系谱分析

在临床实践中,常用系谱分析来判断某种疾病的遗传方式。系谱(pedigree)是在调查的基础上,以先证者为线索,追踪家系中各个成员的发病情况,按一定的形式绘制成的一个图谱。通过家系的分析,能获知遗传性状发生的遗传方式和估计其遗传病发病的危险率,从而对其家属提出意见和建议。家系调查应包括尽可能多的近亲,正常者和受累者同等重要,还必须了解先证者的父母是否是近亲婚配。

一、目的要求

(1) 掌握系谱的绘制和分析方法。
(2) 熟悉遗传病危险率估计的基本要领。
(3) 了解单基因遗传病的遗传方式及其特点。

二、内容和方法

【例一】　先证者为女性肝豆状核变性患者,通过调查证实:①先证者的大哥、三妹、四弟、五妹以及他们的父母均正常。②先证者的父亲有一姐、一弟(即先证者的姑母和叔叔),先证者的姑母、姑父和他们的二子一女及先证者的叔、婶及其二子一女都正常。
(1) 绘制该家系的系谱。
(2) 判断该病属何种遗传方式?为什么?
(3) 写出家系中患者及其双亲的基因型。

【例二】　下图是一银屑病系谱,试分析。
(1) 该家系属何种遗传方式?为什么?
(2) 写出家系中各成员的基因型。
(3) 如果Ⅲ$_6$与正常人群婚配,其子女发病危险率如何?
(4) 假如Ⅲ$_7$与正常人群婚配,其子女发病危险率如何?

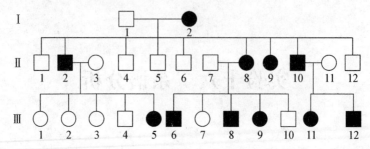

【例三】 斑状角膜变性是一种引起角膜疾病的遗传病,下面家系中某些成员患有这种病。

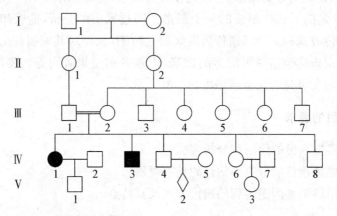

(1) 此病属何种遗传方式?

(2) V_3 是杂合子的概率是多少?

(3) 如果 V_1 与 V_3 结婚,他们第一个孩子有病的概率是多少?如果第一个孩子已出生,并已患有此病,那么第二个孩子患病的概率是多少?

【例四】 下图为一遗传性肾炎系谱,试分析。

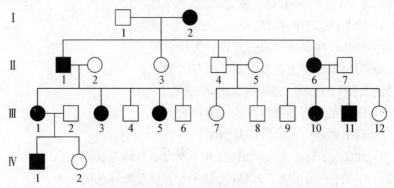

(1) 判断该病属何种遗传方式？为什么？
(2) 写出家系中各成员的基因型。
(3) IV_1 与正常人群随机婚配，其子女发病危险率怎样？
(4) 若 III_8 与 III_{10} 结婚，其子女发病危险率怎样？

【例五】 调查了一个家系，发现 ABO 血型和红绿色盲的结果如下，试分析。

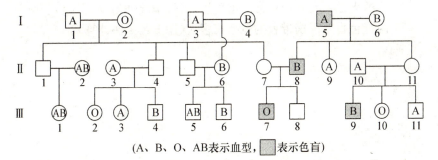

(A、B、O、AB表示血型，■表示色盲)

(1) 从这家系中能判断色盲的遗传方式吗？根据是什么？
(2) III_7 的色盲基因是从 $I_{1～6}$ 中哪一个传递来？
(3) 如果 III_2 和 III_7 结婚，他们的男孩表现为色盲的可能性有多大？
(4) 如果 III_7 和 III_{10} 结婚，所生女孩为色盲基因携带者占多大的比例？表现为色盲的可能性有多大？
(5) 如果对这家系的 I、II 的血型判断正确的话，那么世代 III 中哪一个个体的血型记录是错误的？

【例六】 一例甲型血友病系谱，试用 Bayes 逆概率定律推测 II_4 和 II_5 所生孩子 III_5 患病的危险率是多少？

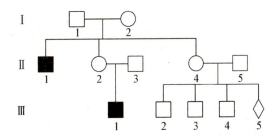

三、作业与思考题

有一对无色盲的夫妻，生有 3 个孩子：甲是 1 个色盲的儿子；乙是无色盲的女儿;丙也是无色盲的女儿。甲、乙、丙3人后来都与无色盲的人结婚,甲生1个色盲女儿;乙生1个色盲的儿子和2个无色盲的女儿;丙生6个均无色盲的儿子。

(1) 绘制该病例的系谱图,判断该病属何种遗传方式。
(2) 写出各成员可能具有的基因型。
(3) 甲的色盲女儿与正常人婚配,后代情况如何?
(4) 乙的无色盲女儿与正常人婚配后,后代情况如何?
(5) 丙是色盲基因携带者的概率有多大(用 Bayes 法计算)?

实验十七　性染色质标本的制备和观察

1949年，Murray Llewellyn Barr(1908~1995)加拿大解剖学家、遗传学家在雌猫神经元细胞核发现一种浓缩小体，在雄猫中见不到。后来在其他雌性哺乳动物也发现这种显示性别差异的结构，称为性染色质(X染色质或Barr小体)。

一、目的要求

(1) 掌握X染色质标本的制备方法。
(2) 熟悉X染色质的形态特征和计数方法。
(3) 熟悉性染色质检查的临床意义。
(4) 了解Y染色质的形态特征及制备方法。

二、实验原理

女性的两条X染色体胚胎初期一条保持代谢活性，与常染色体一起进行正常活动，另一条DNA复制较晚，呈异固缩状态，形成X染色质(又称X小体或Barr小体)，即女性的染色质，存在于间期核内X染色质的数目总是比X染色体的数目少1，可被特异的染料染色呈深色而显示出来，代表失活了的X染色体。正常女性有2条X染色体，因此只有1个X染色质；若有3条X染色体，就会有2个X染色质，以此类推。正常男性只有1条X染色体，所以没有X染色质。X染色体数＝X染色质数＋1。

男性间期细胞核中，在荧光显微镜下可见核内有一个约0.3 μm大小的荧光小体，系Y染色体的长臂末端被荧光染料着色而成，称为Y染色质。性染色质的检查可作为性别测定的依据和性染色体数目异常的一种辅助诊断方法。

三、实验用品

(1) 材料：正常男、女性口腔黏膜细胞和发根毛囊细胞。
(2) 器材与仪器：显微镜、荧光光源或荧光显微镜、牙签、染色缸、载玻片、擦镜纸。

(3) 试剂:硫堇染液、固定液(甲醇:冰醋酸=3:1)、4%醋酸、7.5 mol/L 盐酸、0.5%盐酸喹吖因染液。

四、内容与方法

(一) X染色质制片及观察

1. 女性口腔颊部黏膜上皮细胞制片

(1) 取材:受检女性用清水漱口3次,将口腔内杂物漱出。然后用牙签的钝面刮取口腔颊部黏膜上皮细胞。

(2) 涂片:将刮取的上皮细胞,均匀涂在洁净的载玻片上,并用记号笔标上记号,以识别标本正反面。

(3) 固定:将涂片置入95%乙醇溶液内固定20~30 min,用蒸馏水洗涤3次,取出晾干。

(4) 染色:将固定后的标本浸入蒸馏水中片刻,再浸入30℃的5 mol/L的HCl溶液中水解20 min,取出用蒸馏水洗3次(换水)。待干后加入硫堇染液染色30 min。再用蒸馏水漂洗3次,稍干后盖上盖玻片,用手指轻轻压,用吸水纸吸去盖玻片周围的余液。

(5) 镜检:在低倍镜下,可见口腔上皮细胞核为圆形或卵圆形,染成紫蓝色,胞质不着色。换油镜,选择典型的可计数细胞进一步观察。在可计数细胞内,仔细寻找X染色质。X染色质的特征是:染色深,轮廓清晰,呈平凸形、圆形、扁平形或三角形,大小约1.5 μm,多位于核膜内侧缘(图17-1)。统计X染色质的阳性率(至少应观察100个细胞)。

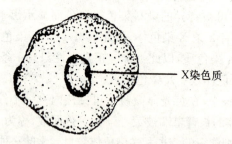

图17-1 女性口腔黏膜X染色质示意图

2. 女性发根毛囊细胞制片

(1) 取材:拔下受检者的头发2~3根。

(2) 制片:将根部带有完整毛囊组织的部分置于载玻片中央,加1滴4%醋酸处理5~10 min软化毛囊,再用牙签刮下毛囊组织,弃去发干,均匀涂布细胞,干燥。

(3) 固定:用固定液固定 15 min,晾干,再滴入或浸入 7.5 mol/L 盐酸中水解 10 min,用自来水冲洗。

(4) 硫堇工作液染色 10 min,水冲洗。

(5) 镜检:所计数细胞要完整,无缺损,无皱褶,核染色均匀。

(二) Y 染色质标本制备及观察

(1) 男性口腔黏膜细胞或发根毛囊细胞 Y 染色质标本制片:与上述 X 染色质标本制备相同,但所用的染料不同。制备 Y 染色质标本片晾干后,可将片投入 0.5% 盐酸喹吖因中染色 6 min,取出在蒸馏水中放置 10 min,以除去多余的染料颗粒。不等干,盖上玻片,观察(图 17-2)。

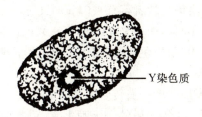

图 17-2 男性口腔黏膜 Y 染色质

(2) 观察与计数:将标本片置荧光显微镜下观察计数。用高倍镜或油镜观察均可,但室内光线较暗为好。Y 染色质在镜下的特点是在核内出现一个较强的荧光点,闪烁如星星,直径约 0.25 μm,一般位于核的中部或边缘。每份标本至少计数 50 个细胞 Y 染色质出现率。

Y 染色质在口腔黏膜细胞的出现率一般为 20%~30%。但由于个体的差异,出现率常有较大的不同。

五、注意事项

(1) 荧光染料要新鲜配制,现配现用。

(2) 染好的标本片不要久放,一般不超过 2 h。

(3) 涂布细胞均匀,无重叠。

六、作业与思考题

(1) 在油镜下分析计数 50 个细胞,并计算 X 染色质的出现率。

(2) 绘制一口腔黏膜细胞的 X 染色质图。

(3) 检查 X 染色质和 Y 染色质有何临床意义?

实验十八　人类外周血淋巴细胞的培养及染色体标本制备

1923 年，美国遗传学权威得克萨斯大学校长 Paint(1889～1969)提出人体的染色体数目为 $2n = 48$。这后来作为一条定论充斥于各种教科书和百科全书。直到 1956 年美籍华裔学者蒋有兴(Tjio JH)和 Levan 才首先正确鉴定了人类染色体是 $2n = 46$ 条，而不是 48 条(蒋有兴因此荣获了美国肯尼迪国际奖)。但首先观察到 46 条染色体数目的却是美籍华裔科学家徐道觉(Hsu TC, 1917～2003)。

徐道觉曾师从我国最著名的遗传学家谈家桢先生，被欣赏为最有出息的学生。1948 年赴美学习，4 年之后的一天晚上，徐道觉照常到实验室做研究。在一些治疗性流产的胚胎组织(皮肤和脾)培养标本中，竟然在显微镜下看到了铺展很好的染色体，他简直不敢相信自己的眼睛，到实验室外的咖啡馆里喝了一杯咖啡，清醒头脑之后再回到实验桌上，仍然观察到了同样的现象。没有 1 个分裂相有纺锤体定向，没有 1 个分裂细胞显示细胞分裂中期的边界，都不是典型的中期。他花了大约 3 个月时间，力图从各个因素的试验中寻找其"奥秘"——包括培养基的成分、培养条件、培养温度、秋水仙素、固定液和染色液等。直到当他改变平衡盐溶液的张力时才获得成功。当他把蒸馏水和平衡盐溶液相混合以减低张力时，"奇迹"又重新出现了。这一手段对所有生物和所有培养物一概都是适用的。可以肯定，在 3 个月之前出现的"奇迹"一定是实验室中的某一位技术员在配制平衡盐溶液时读错了刻度标尺以致配为低渗液的缘故，使得徐道觉成功地将低渗透液技术运用到人体染色体的研究上，使染色体得以很好地铺展，不再重叠，可以清晰地进行观察。由此，徐道觉确认了正确的人类染色体数目：$2n = 46$。

一、实验目的

(1) 熟悉人类外周血淋巴细胞培养方法。
(2) 掌握人类染色体标本制作过程。

(3) 了解非显带的人类染色体的形态特征。

二、实验原理

人外周血小淋巴细胞,通常都处在 G_1 期(或 G_0 期),一般情况下不进行分裂。在体外适宜培养条件下,经植物凝聚素(phyto-hemagglutinin, PHA)的刺激,可转化成淋巴母细胞,重新进入增殖周期。当培养至 72 h,多数淋巴细胞已处于第二增殖周期内。这时用有丝分裂阻滞剂秋水仙素(colchicine)处理一段时间,使分裂的细胞停止在中期,经低渗和固定,即可得到大量的有丝分裂中期细胞。人体的 1 ml 外周血内一般含有约 $(1\sim3)\times10^6$ 个小淋巴细胞,足够染色体标本制备和分析之用。

三、实验用品

(1) 材料:人体外周血。

(2) 器材与仪器:培养箱、培养瓶、注射器、酒精棉球、离心机、刻度离心管、吸管、恒温水浴锅、定时钟、普通天平、量筒、冰湿载玻片。

(3) 试剂:培养基、秋水仙素(12.5 μg/ml)、肝素、0.075 mol/L KCl 低渗液、甲醇、冰乙酸、pH 6.8 磷酸缓冲液、Giemsa 原液。

四、实验内容

(一) 细胞培养(无菌操作)

(1) 采血:乙醇(酒精)消毒皮肤,肘静脉采血 0.3~0.5 ml,立刻将注射针直接穿过培养瓶的橡胶塞,向 5 ml 培养基中注入 15~20 滴全血,轻摇匀后置 37℃恒温箱培养。

(2) 培养:时间为 68 h。培养期间,定期轻摇匀,使细胞充分接触培养基。

(3) 秋水仙素处理:终止培养前 2~4 h,在培养液中加入秋水仙碱(用 1 ml 注射器 5 号针尖滴加 2 滴,使终浓度为 0.07 μg/ml)。轻摇混匀后,继续培养至 72 h,以积累更多的中期分裂细胞。

(二) 染色体的制备

(1) 收获细胞:用吸管吸取培养物,移至离心管中,以 800~1 000 r/min 离心 10 min,弃去上清液,留下沉淀物约 0.3 ml。

(2) 低渗处理:加入预温 37℃的低渗液至 4 ml,用吸管轻吹打混匀,置于 37℃恒温水浴锅中低渗 20 min,促使细胞膨胀,染色体分散(操作时,要注意不要将细胞吸到吸管上部,也不要接触离心管的上部,否则会丢失许多细胞)。

(3) 预固定:低渗处理后,沿管壁缓缓加入 1 ml 新配制的固定液,立即用吸管轻吹打混匀。以 1 000 r/min 离心 10 min,弃上清液,留约 0.3 ml 沉淀物。

(4) 固定液:加入新鲜固定液至 5 ml,吸管吹打混匀,室温固定 20 min,离心,去上清液。依上述方法再重复固定 1 次或 2 次(固定液要新鲜配制,否则会形成酯类,影响固定效果)。

(5) 制备细胞悬液:离心后预留 0.2~0.3 ml 固定液或另加新鲜固定液(视细胞多少而定),用吸管吹打混匀,制成细胞悬液。

(6) 滴片:取保存在清洁冰水中的冰湿载玻片一张,用吸管吸取细胞悬液,距玻片 10~20 cm 的高度滴 2~3 滴于玻片上(不要滴重叠),立即用口吹气,使细胞在玻片上散开,滴片后斜放,室温中空气干燥。

(7) 染色:使用 Giemsa 染液染色 10 min,自来水轻冲洗,晾干后即可镜检。

将制作好的片子先在低倍镜下找到分散良好、长度适中的分裂相,再转至油镜下仔细观察。染色体数目为 46XX,(XY)为人类正常核型。若某对染色体少了一条($2n-1$),细胞染色体数目为 45;或某一对染色体多了一条($2n+1$),细胞染色体数目为 47;若为两种核型,46,XX/46,XXY 称为嵌合体。以上 3 种为异常核型。

五、注意事项

(1) 培养温度应严格控制在(37 ± 0.5)℃,培养液最适合 pH 为 7.2~7.4。
(2) 秋水仙素的浓度及时间要准确掌握。秋水仙素处理时间过长,分裂细胞多,染色体短小;反之,则少而细长。都不宜观察形态及计数。
(3) 低渗使红细胞膜破裂,淋巴细胞膨胀,低渗处理浓度及时间要适当。
(4) 低渗后混匀细胞一定要轻,否则引起膜破裂、染色体散失。
(5) 离心前配平,离心速度过高,细胞团不易打散;反之,细胞易丢失。
(6) 固定液应在使用前临时配制。
(7) 载玻片一定要洁净,否则染色体分散不好。

六、作业与思考题

每人交一张制作好的未染色的染色体标本片。

实验十九 人类染色体 G 显带技术及观察

自从 20 世纪 60 年代末 Carpersson 等人发明了染色体显带技术以来,显带技术得到了很大发展,用不同的染料、不同的方法处理染色体标本,可使每条染色体上出现明暗相间不同的带纹,称为显带染色体(banding chromosome)。显带技术可以把人类染色体的个体特征都表现出来,从而可更准确地识别每一条染色体,进行同源染色体配对,提高临床染色体核型分析的准确性。

一、实验目的

掌握人类染色体 G 显带方法及各号染色体 G 带带型特征。

二、实验原理

G 显带是指以 Giemsa 染料染色后,使染色体显带的技术。Giemsa 染料是由噻嗪和曙红组成的,着色时 DNA 先与 2 个噻嗪分子结合,然后再与一个曙红分子结合,形成沉淀物,而 DNA 的某些部位对染料不敏感,由此形成明暗相间的条带。G 显带的方法很多,最常用的是将已固定的染色体制片进行预处理,再用 Giemsa 染色。预处理可用热、碱、各种蛋白酶、尿素等方法,其中最常用的是胰蛋白酶进行预处理,其方法简便,周期短。G 显带区的 DNA 有较丰富的 A-T 对,有相当一部分中度重复序列 DNA 可能在 G 带区,Giemsa 染料在 G 带区的结合与其相应的 DNA 和非组蛋白有关。

三、实验用品

(1) 材料:人外周血染色体玻片标本(未染色)。

(2) 器材与仪器:水浴锅、温度计、显微镜、立式染色缸、毛细滴管、刻度吸管。

(3) 试剂:0.02%胰酶溶液、磷酸缓冲液、Giemsa 原液、生理盐水、0.02%

EDTA。

四、实验内容

1. G 带胰酶消化法

(1) 将用常规方法制好的染色体标本片置 60℃ 烤箱烤片 2~8 h,或 37℃ 温箱老化 3 d。

(2) 将制片投入 37℃ 0.02% 胰酶中,轻轻晃动 2~60 s。

(3) 立即用 pH 6.8 磷酸缓冲液冲洗后 Giemsa 染液染色 5~10 min,自来水冲洗、晾干、镜检。

2. G 带胰酶-EDTA 消化法

(1) 同上的(1)。

(2) 将 25 ml 生理盐水和 25 ml 0.02% EDTA 倒入立式染色缸内,配成 0.02% 胰酶液,将制片放入其中晃动 5~20 s。

(3) 立即用生理盐水洗 2 次,Giemsa 染色 5~10 min。水洗、晾干、镜检。在低倍镜下选择分散良好、长度适中的分裂象,再转至油镜观察,若染色体边缘发毛,为显带过头;若染色体上未出现带纹,则为显带不足。根据具体情况调整显带时间。

五、注意事项

(1) 玻片完全干后,才可置油镜下进行观察。

(2) 每次显带均应试处理,以决定正确的显带时间,不可盲目处理所有玻片。

(3) 显带效果的判断,应多观察几个长度适中的分裂相,不能仅凭 1~2 个分裂相的显带效果决定下一步显带时间。

(4) G 显带的好坏,首先取决于染色体本身制片的质量,染色体要较长,以早中期为宜,且中期象丰富、分散好、无胞质背景。

(5) 标本保存时间不宜太长。时间越长,细胞对胰酶处理的抵抗性越强,片龄长的标本染色后会导致斑点状而非带纹。

六、作业与思考题

选一分散良好、显带清晰分裂象,在纸上绘出染色体分布简要示意图,标出 X,3,7,13,21 号染色体。

【附录】

人类染色体 G 带歌谣

一秃二蛇三蝶飘,四像鞭炮五黑腰。
六号像个小白脸,七盖八下九苗条。
十号长臂近带好,十一低来十二高。
十三四五、四二一,十六长臂缢痕大。
十七长臂带脚镣,十八人小肚皮大。
十九身白扎黑腰,二十头重脚飘飘。
二十一像葫芦瓢,二十二头上一点黑。
X 染色体一担挑,Y 长臂带黑脚。

实验二十 人类染色体G显带核型分析

核型(karyotype)是一个物种稳定的染色体组成,包括染色体的数目和形态特征,对这些特征进行定量和定性的描述称为核型分析(karyotype analysis)。染色体核型分析是临床诊断遗传病的一种重要手段,通常包括2个方面的内容:①确定染色体的数目。②辨析每条染色体的特征。不能根据1~2个细胞的观察结果确定染色体的数目,必须观察、分析多个个体、多个细胞。临床上对人类染色体的核型分析至少要统计30个以上的分散良好、染色体形态清晰的有丝分裂中期细胞,如果数目恒定一致,即可确定染色体的数目。在此基础上选择几个典型的细胞,根据每条染色体G显带的特征、染色体的相对长度、着丝粒的位置进行分组、匹配。

从20世纪60年代起,人们开始将图像处理技术应用于核型分析中来,目前临床上已实现计算机自动检测染色体分散良好的中期细胞,并自动完成核型分析(图20-1)。

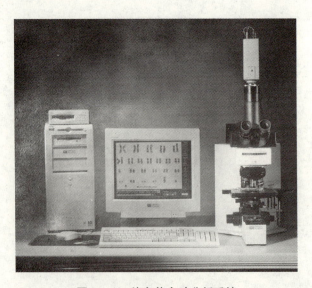

图20-1 染色体自动分析系统

一、实验目的

(1) 掌握 G 显带染色体的核型分析方法。
(2) 熟悉人类染色体 G 显带的每号染色体的带型特点。
(3) 了解人类染色体自动分析的程序。

二、实验用品

(1) 材料：正常人染色体 G 显带显微照片。
(2) 器材与仪器：剪刀、镊子、糨糊。

三、实验内容

1. 染色体照片核型分析

用剪刀将照片上的染色体逐一剪下，根据各号染色体带型特征，按其顺序摆在核型分析表上（见附录三），经反复核对后再将其贴上，注意短臂在上，长臂在下。

2. 人类染色体各号 G 带染色体带型特点（图 20-2）

1号：p：近着丝粒处有 2 条中等的带，远端着色渐浅。
　　　q：紧靠着丝粒处为深染的次缢痕，另有 4～5 条分布均匀的中等着色带，中间一个着色最深。

2号：p：4 个中等着色带，中央 2 个常融合为一个带。
　　　q：中央 2 个中等着色带，有时可见 3～5 条额外的带。

3号：带型分布对称，p、q 中部各有一浅染带，着丝粒及两侧着色深。p 远端两条深带较靠近末端，q 末端深带较宽。

4号：p：中央 1 条中等着色带。
　　　q：4～5 条分布均匀的中等着色带。

5号：p：中央 1 条中等着色带，比 4 号更容易深染。
　　　q：有 4～5 条深染带，中部分的 3 条较靠近，有时融合在一起，远端的 1 条带较深，近端的 1 条带较浅。

6号：p：中央有 1 条宽的浅染带，远端 2 条深染带常融合成 1 条。
　　　q：4 条分布均匀的中等着色带。

7号：p：末端有 1 条深染带，近端有 1 条中等着色带。
　　　q：中央有 2 条均匀的深染带，远端有 1 条中等着色带。

8号：p：2 条分布均匀的中等着色带。

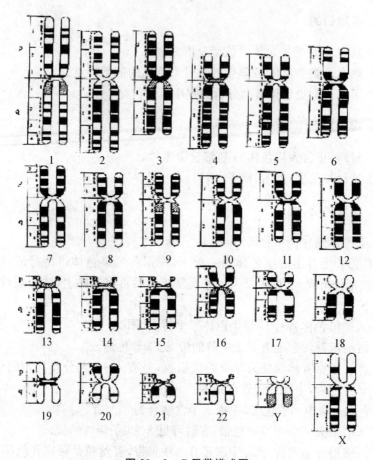

图 20-2 G 显带模式图

  q:常见 3 条深染带,远端 1 条较深。
9 号:p:中央 1 条中等着色带。
  q:2 条分布均匀中等着色带,远端浅染,次缢痕区浅染。
10 号:p:2 条浅染的着色带。
  q:3 条分布均匀的着色带,近端 1 条较深。
11 号:p:较长,中部有 1 条中等着色带。
  q:中部 2 条深染带,常融合成 1 条,与着丝粒之间是 1 条宽的阴
   性带。
12 号:p:较短,有 1 条中等着色带。
  q:中部由中间宽,两边窄的 3 条深染带组成,常融合成 1 条较宽的

深染带,与着丝粒之间是一浅染部分,与11号相比较窄。

13号:q:远端着色较深,常可见4条中等着色带,中部2条宽而深。

14号:q:有4条深染带,近端1条窄的和1条宽的深染带常融合在一起,中部深带很窄,远端深染带较宽。

15号:q:中部为1条较宽深染带,近端有1条较窄深染带,远端的深染带接近末端。

16号:p:有1条较浅的中等着色带。
  q:近端次缢痕处中等着色,远端1~2条中等着色带。

17号:p:为浅染,有1条较窄的深染带。
  q:近端有1条阴性节段,远端为1条中等着色带。

18号:p浅染,q近端和远端各有1条深染带。

19号:着丝粒深染,p、q均为浅染。

20号:p上为中等着色带,q全部为浅染带。

21号:q近端为深染带,常和着丝粒融合在一起。

22号:中部有1条较小的浅染带。

X染色体:p:中央1条中等着色带,近端和远端为浅染节段。
   q:3条匀称的中等着色带,近端1条着色深,远端2条着色浅。

Y染色体:近端着色浅,远端常深染。

四、作业与思考题

每人分析一张正常人G带核型照片。

【附录】 人类染色体异常核型

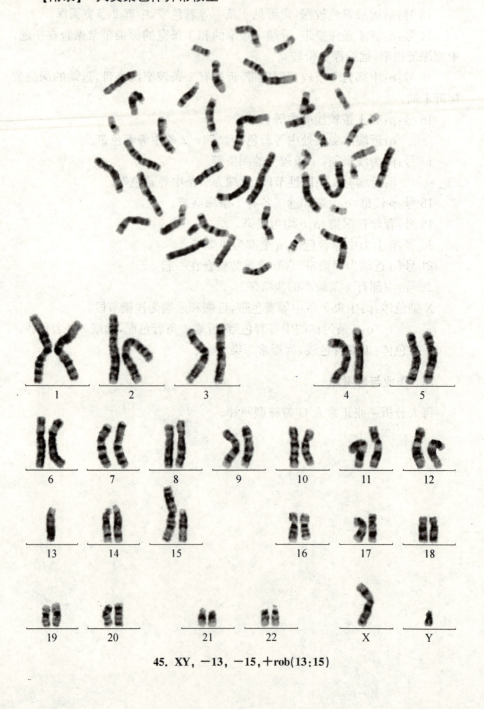

45, XY, −13, −15, +rob(13;15)

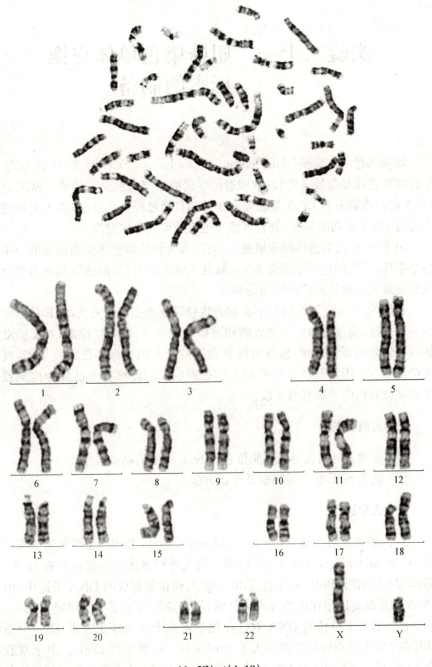

46, XY, t(4;18)

实验二十一　姐妹染色单体交换标本的制备

姐妹染色单体交换(sister chromatid exchange，SCE)技术，是20世纪70年代继染色体显带技术之后，细胞遗传学研究中展现的又一技术。SCE是与DNA的损伤修复和DNA复制紧密相连的自然过程。如果在DNA复制过程中进行DNA损伤的修复，就有可能发生姐妹染色单体交换。

由于SCE比染色体畸变敏感，一时间成为评价染色体损伤修复的一项遗传学指标，广泛的应用于研究DNA修复不完全综合征，细胞周期动力学分析及检测致突变物质和致癌物质等领域。

利用SCE显示阳性的化学物常为致癌原或诱变剂的关系，SCE技术可作为一种快速、简便的检测突变致畸和致癌物的方法，如毒性检测，对实验动物体内和体外的毒性检测，也可对接触毒物的工人抽血做淋巴细胞培养，观察生产环境有害因素及环境因素对人体的影响。因此该技术已成为检测致突变物和致癌物的一种有效手段。

一、实验目的

(1) 掌握人外周血淋巴细胞染色体SCE标本的制备技术。
(2) 熟悉SCE标本的观察及分析方法。

二、实验原理

5-溴脱氧尿嘧啶核苷(5-bromodeoxyuridine，BrdU)是脱氧胸腺嘧啶核苷(deoxythymidine，TdR)的类似物。当人外周血淋巴细胞在含有BrdU的培养液中增殖时，BrdU可取代TdR而掺入到新复制成的DNA子链中，由于DNA的复制是以半保留的方式进行的，故当细胞经历了2个增殖周期后，其中染色体的2个单体的DNA双链在化学组成上便出现了差别，即一个染色体中的DNA的双股单链都掺入了BrdU，另一股则不含BrdU。由于双股都含BrdU的DNA分子具有螺旋化程度较低的特性，从而降低了与某些染色剂的亲和力,故当用 Giemsa 染料染色时,双股都掺入有 BrdU 的 DNA 分子所形成的染色单体着色较浅。而另一条染色单体由于所含的 DNA 分子仅有一股单链掺入了 BrdU,可被 Giemsa 深染(图 21-1)。

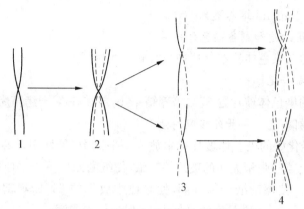

图 21-1 姐妹染色单体的分化染色机制

注:1.复制前的 DNA 双股。2.在 BrdU 中第一次复制(虚线代表含 BrdU 的单股)。3.第一次复制结束。4.在 BrdU 中第二次复制,一条 DNA 双股均含 BrdU(染色浅),另一条 DNA 只含单股 BrdU(染色深)。

由于经过 BrdU 处理的细胞中染色体的两条姐妹染色单体的着色程度明显不同,假如姐妹染色单体出现了片段的交换就很容易被观察到。在互换处可见一界限明显、颜色深浅对称的互换片段。

三、实验用品

(1) 材料:人外周血。

(2) 器材与仪器:光学显微镜、恒温培养箱、恒温水浴箱、离心机、20 W 紫外线灯、培养瓶、10 ml 刻度离心管、吸管、试管架、注射器(1 ml、2 ml)、酒精灯、载玻片、天平、小烧杯、染色缸、黑纸、擦镜纸。

(3) 试剂:RPMI 1640 培养液、PHA、肝素、2×SSC、500 μg/ml 的 BrdU、pH 6.8 磷酸缓冲液、Giemsa 染液。

四、实验内容

(一) 细胞培养(人类外周血淋巴细胞培养)

(1) 接种:无菌抽取外周全血 0.2~0.3 ml(肝素抗凝),接种在 5 ml 含有 PHA 的 RPMI 1640 培养液中,37℃培养箱培养。

(2) 加 BrdU：在培养 24 h 加 500 μg/ml BrdU 液 0.1 ml，使培养液中 BrdU 终浓度为 10 μg/ml，混匀后，培养瓶用黑纸包瓶遮光，继续培养 48 h。

(3) 加秋水仙素：在收获细胞前 2～3 h（即培养到 69～70 h）加秋水仙素（终浓度为 0.2 μg/ml 培养液）

(二) 收获细胞和制备染色体玻片

收获细胞及染色体标本制片均与实验十八相同。

(三) 标本老化

将制好的染色体玻片置 37℃ 培养箱 48 h，或在 60℃ 干烤箱烤片 2 h。

(四) 差别染色——紫外线照射法

(1) 将老化好的染色体玻片标本放入一平皿中（最好用牙签放在玻片下面），在玻片上盖一张稍大些的玻片擦镜纸，使纸的四边垂于平皿中，滴加 2×SSC 液到纸上，使擦镜纸全部湿润，使平皿中放入的 2×SSC 溶液与玻片水平，保证有充足的 2×SSC 液渗至标本上，保持标本湿润。

(2) 将平皿置于 56℃ 的水浴箱中，使平皿底部接触水面。

(3) 在水浴箱上架一支 20 W 的紫外线灯，使灯管与标本的距离 6 cm 左右，开灯照射 30 min。

(4) 照射完毕，用镊子轻轻揭去擦镜纸，用自来水轻轻冲洗玻片。

(5) 1∶10 Giemsa 染料染色 5～10 min（不要着色过深）。

(6) 自来水冲洗晾干后即成 SCE 标本。光学显微镜下观察，选择在加入 BrdU 之后经过 2 个复制周期，姐妹染色单体分化着色清晰（图 21 - 2），染色

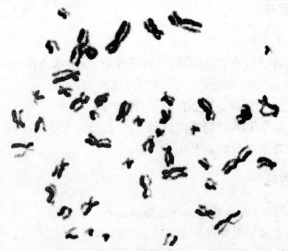

图 21 - 2　姐妹染色单体差别染色

体分散良好,长短合适和染色数目完整的中期分裂相,进行观察分析。在进入第二次复制中期的分裂相中,清晰可见姐妹染色单体分染为一深一浅图像,可观察到姐妹染色单体同源片段等位交换相。

【SCE 交换次数判定】

(1) 染色体某臂端部交换算 1 次交换,臂间交换算 2 次;着丝粒处发生交换(需排除染色体在此发生扭曲)计一次。

(2) 每个标本分析 30~50 个中期分裂相。

(3) SCE 率计算:公式如下。

$$SCE 率 = 累计互换数/观察细胞数 = SCE/细胞$$

五、注意事项

(1) BrdU 溶液最好现用现配,一次用不完,必须用黑纸(布)包裹避光,4℃冰箱保存。

(2) BrdU 是强的致突变剂,使用浓度不易太高,在每毫升含 25 mg 左右的剂量下不影响细胞增殖,在培养 24 h 后加入均可。

(3) 用紫外线照射诱发姐妹染色单体分化时,如紫外灯功率大,照射时间应相应减少。一般在 20 W 的紫外灯与标本距离应在 6 cm 左右;如果在 15 W 紫外线灯照射时,距离标本应在 4 cm 左右。温度要控制在 50~60℃(冬天最好是 55~60℃),但不应超过 60℃。如果时间过长或温度过高都会造成染色体肿胀。

六、作业与思考题

计算样品的 SCE 率,分析该个体的染色体稳定程度。

实验二十二　小鼠骨髓嗜多染红细胞微核检测

细胞在受到射线、化学物质等有害因素作用后,可产生除细胞核以外的次级核,研究证明,其化学成分与细胞主核相同,因其体积很小,故称微核。多数学者认为细胞通过两种机制产生微核:①染色体断裂剂导致染色体断裂,产生的无着丝粒断片或环,不能进入子细胞核,被包含在子细胞的胞质内,单独形成一个或几个规则的微核。②纺锤丝毒性药物(如秋水仙素等)能抑制纺锤丝的形成,破坏染色体和纺锤体的连接,阻止细胞分裂中期纺锤丝将染色体拉至细胞的两端,染色单体行动滞后,不能进入子细胞的主核,而形成了一组微核,体积往往略大于一般典型的微核。由于微核的产生与染色体和 DNA 损伤有较大关系,故常将微核的检出率作为 DNA 损伤的一种指标。

微核试验(micronucleus test,MNT)方法可分成两大类:一类是从外周血中分离淋巴细胞,常规涂片即可,称直接法。该法制作简便、快速,适用于大面积的人群普查。但理论上未经分裂的细胞不能形成微核,而连续分裂的细胞中染色体的无着丝粒断片会逐渐丢失,因此,直接法的微核检出率低,敏感性较差,在准确反映染色体损伤方面不宜采用。另一类是培养法,即将细胞经体外培养后再制片。因微核在细胞周期各个阶段均可形成,故该法微核检出率高,敏感性较直接法强,而且制备的标本胞质完整、染色清晰。

一、实验目的

熟悉微核实验的基本原理以及在 DNA 损伤中的检出意义。

二、实验原理

多种环境化学物质可导致细胞中染色体或纺锤体的损伤,产生的染色单体或染色体无着丝粒断片在细胞分裂末期滞留在子细胞胞质中,形成微核。环磷酰胺因具有显著的诱变作用,而常被用作骨髓微核试验的阳性对照物。本实验用环磷酰胺作诱导剂,促使细胞中染色体断裂,产生微核。

骨髓嗜多染红细胞(polychromatic erythrocyte，PCE)中主核已排出，微核经 Giemsa 染色后色泽鲜红，胞质内含有核糖体，被染成淡灰蓝色，微核与胞质形成鲜明的对比，易于鉴别；而成熟红细胞中的核糖体已溶解，被染成淡橘红色，与 PCE 区别明显。

三、实验用品

(1) 材料：2～3 月龄、体重 18～22 g 的健康小鼠。
(2) 仪器与器材：1 ml 注射器、解剖器械、低速离心机、5 ml 离心管、毛细吸管、载玻片、染色缸、显微镜、计数器。
(3) 试剂：生理盐水、Giemsa 原液、磷酸盐缓冲液(pH 6.8)、甲醇、环磷酰胺。

四、实验内容

(1) 染毒：小鼠腹腔注射环磷酰胺 0.5 mg/10 g 体重。同时以生理盐水做对照。
(2) 取材：30 h 后，以颈椎脱臼法处死小鼠，取两腿股骨，剔净肌肉，擦去附着在上面的血污，剪去两端骨头，暴露骨髓腔，用注射器吸取 1 ml 生理盐水，将针头插入骨髓腔上段冲洗，用试管接收冲洗液，即成骨髓细胞悬液。
(3) 离心：1 000 r/min 离心 5 min，弃上清液，留少许液体，用毛细吸管将细胞团块轻轻吹打均匀。
(4) 涂片：混匀后的液体滴 1 滴于载玻片上，涂片，自然干燥。
(5) 固定：玻片标本置于甲醇溶液中固定 5～10 min，晾干。
(6) 染色：Giemsa 原液用磷酸缓冲液按 1∶10 的比例稀释，染色 10 min。自来水轻轻冲去多余染液，晾干，镜检。先在低倍镜下选择细胞分散均匀、形态完整、染色良好的区域，再转到油镜下，观察嗜多染红细胞的微核。

典型的微核多为单个、圆形、边缘光滑整齐，偶尔呈肾形、马蹄形或环形，嗜色性与主核一致，直径通常为红细胞的 1/20～1/5。每张玻片标本计数 100～200 个嗜多染红细胞，按"‰"计算微核的出现率。微核计数以"细胞"为单位，即 1 个细胞中出现 2 个或 2 个以上微核时，只按"1"计算。

给药组与对照组微核率有明显的剂量反应关系并有显著性差异($P<0.01$)时，可认为是阳性结果。说明该物质能引起染色体断裂，是一种 DNA 断裂剂。如无剂量反应关系时，则须进行重复试验，结果能重复者可确定为阳性，否则为阴性。实验结果为阴性时，下结论要慎重。

五、注意事项

（1）小鼠股骨较短、细，剪股骨头时，应尽量保持股骨中段的完整。

（2）染液浓度、pH、染色时间等多种因素可影响染色效果，因此，计数前必须仔细观察 PCE 和成熟红细胞的差别，正确辨认。

（3）室温较低时，可适当延长染色时间。

（4）正确掌握微核的形态特征，避免假阳性。PCE 中的 RNA 颗粒、含酸性多糖的颗粒以及一些附着的染料颗粒等，经 Giemsa 染色后与微核颜色一致，易与微核混淆，应注意辨别。

（5）制片后，以有核细胞形态完好作为判断制片优劣的标准。

（6）出现阴性结果的主要原因

1）被筛选的化学物质不引起微核率增高。

2）制片时间不当：有些断裂剂能延迟红细胞的分裂和成熟，使出现微核的高峰时间推迟，因此，应根据细胞周期和不同物质的作用特点，定取材时间。可先做预试，一般为 30 h。

3）剂量过高或过低：各种化学物质的理化性质、体内代谢途径不同，应根据实验需要，根据药物的特点选择给药途径。例如，骨髓实验需短时间内达到有效浓度，应选用腹腔注射或口服用药。

六、作业与思考题

每位学生观察并计数 50～100 个嗜多染红细胞中的微核细胞，以小组为单位，统计数据，得出微核细胞的千分率，并将结果写成实验报告。

实验二十三　人类皮肤纹理分析

人类皮纹是受基因控制的遗传性状,具有高度的稳定性,即出生后已定型(胚胎第 13～19 周形成),而且终生不变。同时还具有个体特异性。人类的皮肤由表皮和真皮构成。真皮乳头向表皮突起,形成了许多排列整齐、平行的乳头线,此线又称嵴纹。嵴纹上有许多汗腺的开口。每条突起的嵴纹相互间又形成凹陷的沟,这些凹凸的纹理就构成了人体的指(趾)纹和掌纹。人体的手、脚掌面具有特定的皮肤纹理表现,简称皮纹。目前,皮纹学的知识和技术,广泛应用于人类学、遗传学、法医学以及作为临床某些疾病的辅助诊断。

一、目的要求

(1) 掌握皮纹分析的基本知识和方法。
(2) 了解皮纹分析在遗传学上的应用。

二、实验用品

放大镜、印台、印油、白纸、直尺、铅笔、量角器。

三、实验内容

(一) 指纹

手指尖端的皮肤纹理图像称为指纹(finger print)。

(1) 弓形纹(arch):全部由弓形的纹理组成,无三叉点(由皮肤纹理行走方向不同而形成的小三角形区)(图 23-1)。

(2) 箕形纹(loop):纹线自一侧开始,斜向上弯曲后又回到原侧,有一个三叉点。根据箕口的开口方向分为桡箕和尺箕(图 23-2)。箕口朝向手的尺侧者(朝向小指)称正箕或尺箕(ulnar loop);箕口朝向手的桡侧者(朝

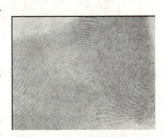

图 23-1　弓形纹

向拇指),称反箕或桡箕(radial loop)。

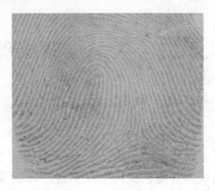

图 23-2　箕形纹

(3) 斗形纹(whorl):2 个或 3 个三叉点
1) 环形纹:由指纹中心向外,由多圈环形纹组成,各圈相互不连接。
2) 螺形纹:从指端中心起纹线呈螺旋状向外旋转延伸而构成(图 23-3)。
3) 束形纹:中心有环或螺形结构,纹线呈椭圆形,向外延伸似束状。
4) 绞形纹:2 个箕形纹组成,纹线向相反方向行走,2 个箕头相互绞着。
5) 偏形纹:2 个箕形纹的箕头重叠倒装,2 条箕纹线向同一方向延伸。
6) 变形纹:由箕形纹和斗形纹混合组成同。4)、5)又称双箕斗(图 23-4)。

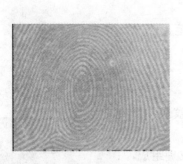
图 23-3　螺形纹

图 23-4　双箕斗

(4) 嵴纹数的统计
1) 指嵴纹计数:弓形纹由于没有圆心和三叉点,计数为零。箕形纹和斗形纹,则可从中心(圆心)到三叉点中心绘一直线,计算直线通过的嵴纹数。斗形纹因有 2 个三叉点,可得到两个数值,只计多的一侧数值。双箕斗分别先计算两圆心与各自的三叉点连线所通过的嵴纹数,再计算两圆心连线所通过的嵴纹数,然后将 3 个数相加起来,总数除 2,即为该指纹的嵴纹数(ridge count)。

2) 指嵴纹总数(total ridge count, TRC):为 10 个手指指嵴纹计数的总和。我国男性平均值约为 148 条,女性约为 138 条。我国正常人斗形纹出现的比例较高,所以 TRC 值较高。而欧美人群中斗形纹较少见,TRC 值较低。

(二) 掌纹

(1) 大鱼际区:大拇指下方的隆起(图 23-5)。

(2) 小鱼际区:小拇指下方的隆起。

(3) 指间区:从拇指到小指的指根部间区域。

(4) 三叉点及四条主线:由 2、3、4、5 指基部的三叉点 a、b、c、d 各引出一条主线,即 A 线、B 线、C 线和 D 线。

(5) atd 角:正常人手掌基部的大、小鱼际之间,具有一个三叉点,称轴三叉,用 t 表示。从指基部三叉点 a 和三叉点 d 分别画直线与三叉点 t 相连,即构成∠atd。可用量角器测量∠atd 的大小,并确定三叉点 t 的具体位置。三叉点 t 的位置离掌心越远,也就离远侧腕关节褶

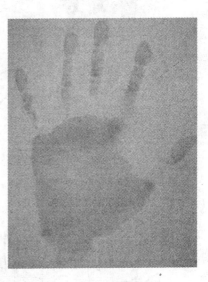

图 23-5 掌纹

线越近,∠atd 度数越小;而三叉点 t 的位置离掌心越近,离腕关节褶线越远,∠atd 就越大。∠atd<45°为 t,∠atd 45°~56°为 t',∠atd>56°为 t",我国正常人 atd 角的平均值约为 41°。

(6) t 距百分比计算:t 三叉至远侧腕关节褶纹的距离(t 距)与手掌长度(中指掌面基部褶纹至远侧腕关节褶纹间的垂直距离)的百分比。

$$t 距比 = \frac{t 距}{掌距} \times 100\%$$

(三) 指褶纹和掌褶纹

指手掌和手指屈面各关节弯曲活动的地方所显示的褶纹。实际上褶纹不是皮肤纹理,但由于染色体病患者的指褶纹和掌褶纹有改变,所以列入皮纹,进行观察讨论。

(1) 指褶纹:正常人除拇指只有一条指褶纹外,其余 4 指都有 2 条指褶纹,它们于各指关节相对应。但先天愚型患者(21-三体综合征)和 18-三体

综合征的患者,他们的第五指(小指)可只有一条指褶纹。

(2)掌褶纹:正常人手掌褶纹主要有3条,分别是:远侧横褶纹、近侧横褶纹、大鱼际褶纹(图23-6)。变异的掌褶纹有如下4种,见图23-7。

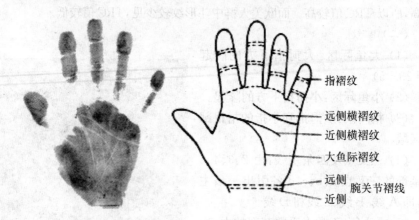

图 23-6　指褶纹和掌褶纹

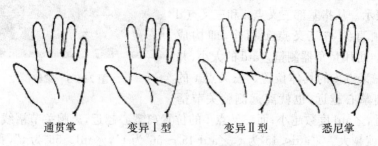

图 23-7　变异掌褶纹

1)通贯掌:又称猿线。它是由于远侧横褶纹与近侧横褶纹连成一条直线横贯全掌而形成。

2)变异Ⅰ型:也称桥贯掌。表现为远侧和近侧横褶纹借助一条短的褶纹连接。

3)变异Ⅱ型:又称叉贯掌。为一横贯全掌的褶纹,在其上下各方伸出一个小叉。

4)悉尼掌:表现为近侧横褶纹通贯全掌,远侧横褶纹仍呈正常走向。这种掌褶纹多见于澳大利亚正常悉尼人群中,故称悉尼掌。

在某些疾病的诊断中,掌褶纹可作为一项辅助诊断的指标。通过认真仔细的分析,才能得出正确结论。

（四）脚掌纹

人的脚掌、脚趾上也有一定的皮纹图形。但目前仅对踇趾球区皮纹了解较多，并具有一定的临床意义。具体可分为 7 种类型：①远侧箕形纹；②斗形纹；③腓侧箕形纹；④胫侧箕形纹；⑤近侧弓形纹；⑥腓侧弓形纹；⑦胫侧弓形纹。先天愚型患者胫侧弓形纹中出现的频率较高，而 13-三体综合征患者腓侧弓形纹频率较高。

（五）染色体病与皮肤纹理的关系

1. 先天愚型患者

(1) 掌褶纹中轴三角中位 t'，约为 40%，∠atd＞60°。据资料统计，约 82% 的患者具轴三角 t'，而正常人中只有 3% 左右。

(2) 约 50% 患者双手为通贯手。

(3) 患者手较短粗，其小指的第二指节骨退化，因此只有两节（正常人 3 节），而指间褶纹也仅一条。

(4) 有些患者的 a 点发出的 A 线不走向小鱼际而指向小指基部；C 线不走向 I_4 而通向 I_3 区。

(5) 指纹中箕形纹特别是尺箕纹的比例高。

2. 13-三体综合征

(1) 约 81% 患者具轴三角 t"，正常人中约占 3%。

(2) 约 91% 患者 A 线通向大鱼际（正常人中仅占 3% 左右）。

(3) 2/3 患者双手为通贯掌。

(4) 指纹中弓形纹和尺箕比例较大，TRC 值低。

3. 18-三体综合征

(1) 指纹中弓形纹比例较高，甚至有的患者 10 个手指全为弓形纹，TFRC 值为 0。

(2) 约 25% 患者双手为通贯掌。

(3) 约 25% 患者具轴三角 t"。

(4) 约 40% 患者的小指也只有一条褶纹。

4. 5p-综合征

(1) 指纹中斗形纹的比例较大，约 32% 患者指纹中有 8 个以上的斗形纹。

(2) 约 80% 患者具轴三角 t'。

(3) 几乎所有患者的双手（或单手）为通贯掌。

（六）皮纹异常判断标准

1. 显著异常（正常群体 1‰ 以下，有下列一项即为异常）

(1) 6指以上为弓形纹。
(2) 第1、4、5指桡箕。
(3) 第2、3、5指基部无三叉点。
(4) 第二间区出现箕形纹。
(5) 小指单一指褶。

2. 一般异常（正常群体5%左右，下列症状出现越多，异常频率越高）
(1) 轴三角高位。
(2) 第三指间区出现箕形纹（右侧出现超过10%）。
(3) 通贯手。
(4) 嵴纹线发育不良。

四、记录皮纹方法

(1) 直接记录法：用放大镜、半圆仪、直尺等直接观察测量。
(2) 油墨法：印刷油墨、墨滚、调墨板、质地较好的纸。
(3) 化学法：1.5%茚三酮纸浸入晾干，氨基酸溶液（味精即可）洗手，印在纸上，避光可保存1年。
(4) 透明胶带法：碳粉均匀铺在手指上，印在透明胶带上，贴在纸上。优点：干净，不污染；方便；在胶带上分析，用钢笔划字迹可擦掉，并长期保存；可用放大镜，也可用投影仪。
(5) 油印法：干净，临时用。

五、皮纹分析结果

性别	TRC	t点(%)	∠atd	指纹纹型种类				是否通贯手
				弓形	箕形	斗形	双箕斗	

附 录

民　俗

一、试剂的配制

1. 擦镜液:乙醚∶无水乙醇=7∶3。

2. 1%碘液:称取1 g碘片、2 g碘化钾溶于100 ml蒸馏水中即可。

3. 1%伊红染液:称取1 g伊红,溶于蒸馏水中,定容至100 ml即可。

4. PBS缓冲液(phosphate buffer solution, PBS; pH7.2):称取NaCl 7.2 g、Na_2HPO_4 1.48 g、KH_2PO_4 0.43 g,加蒸馏水,定容至1 000 ml,调pH值到7.2。

5. Carnoy固定液:甲醇与冰醋酸按3∶1体积比混合,现配现用。

6. 甲基绿-哌洛宁混合染液:按下列步骤分别配制2%甲基绿和1%哌洛宁溶液,后将2%甲基绿和1%哌洛宁以5∶2的比例混合即可。

(1) 0.2 mol/L醋酸缓冲液(pH4.8):取冰醋酸1.2 ml加蒸馏水100 ml,混匀。再称取醋酸钠($NaAc \cdot 2H_2O$)2.72 g溶于100 ml蒸馏水中,使用时两种液体按2∶3比例混合。

(2) 2%甲基绿染液:称取2.0 g去杂质甲基绿粉溶于100 ml的0.2 mol/L醋酸缓冲液中即可。甲基绿中往往混有影响染色效果的甲基紫,应预先除去。方法是将甲基绿溶于蒸馏水中,放在分液漏斗中加足量的氯仿用力振荡后静置,弃去含有甲基紫的氯仿,再加氯仿反复几次直至氯仿中无甲基紫为止,最后放入40℃温箱中干燥后备用。

(3) 1%哌洛宁溶液:称取1 g哌洛宁溶于100 ml的0.2 mol/L醋酸缓冲液中混匀。

7. Schiff试剂(无色品红亚硫酸溶液):称取1 g碱性品红(basic fuchsin)于250 ml的烧杯中,加入200 ml刚煮沸的蒸馏水,充分搅拌溶解均匀。待溶液冷却到50℃时,过滤到磨口棕色瓶中,加入1 mol/L HCl 20 ml。冷却到25℃时加入1 g偏重硫酸钾($K_2S_2O_5$),充分振荡后盖紧瓶塞,放于暗处过夜。次日取出,呈淡黄或近于无色,加中性活性炭0.5 g,剧烈振荡1 min,过滤后即得无色品红。保存时须盖紧瓶塞,外包黑纸,储存于4℃冰箱中(可保存数月或更长时间)。如液体变红,则不宜再使用。

8. 亚硫酸水溶液(漂白液):10%偏重亚硫酸钠水溶液5 ml,蒸馏水100 ml,1 mol/L HCl 5 ml,混合摇匀,塞紧瓶塞。此溶液在使用前配制,否则会因SO_2的逸出而失效。

9. 5%三氯醋酸:称取三氯醋酸0.5 g,溶于100 ml蒸馏水中。

10. 0.1%酸性固绿染液(pH2.2)：称取固绿 0.2 g 溶于 100 ml 蒸馏水中，制成 0.2%固绿水溶液，再取比重为 1.19 的盐酸 0.11 ml 加入到 98.9 ml 蒸馏水中混匀，使用时将 0.2%的固绿溶液和盐酸稀释液以 1:1 的比例混合均匀即成为 0.1%的酸性固绿染液。

11. 0.1%碱性固绿染液(pH 8.0~8.5)：同上法配制 0.2%的固绿溶液后，称取碳酸钠 50.0 mg，溶于 100 ml 蒸馏水中制成 0.05%碳酸钠溶液，使用时将两种溶液以 1:1 比例混合即成 0.1%碱性固绿染液。

12. 0.1%钼酸铵：取 0.1 g 钼酸铵溶于 100 ml 双蒸水中。

13. 0.85%NaCl 液：取 8.5 gNaCl 溶于 1 000 ml 双蒸水中。

14. 1%联苯胺：取 1 g 联苯胺溶于 100 ml 双蒸水中。

15. 0.5%硫酸铜：称取硫酸铜 0.5 g 溶于 100 ml 蒸馏水中。

16. 1%番红溶液：称取番红 O(safranine O)染料粉 1 g 溶于 100 ml 蒸馏水中。

17. 过碘酸乙醇溶液：称取过碘酸($HIO_4 \cdot 2H_2O$)0.4 ml，量取 95%乙醇 35 ml、0.2 mol/L 醋酸钠(27.2 g+1 000 ml H_2O)5 ml、蒸馏水 10 ml 混匀，避光保存于冰箱，溶液变黄则失效。

18. Schiff 乙醇溶液：取 Schiff 原液 11.5 ml、1 mol/L 盐酸(量取 85.2 ml 比重 1.19 的浓盐酸加蒸馏水至 1 000 ml)0.5 ml、无水乙醇 23 ml 混匀即可。

19. 革兰碘液：称取碘化钾 1 g，溶于 50 ml 蒸馏水中，再加 0.5 g 碘片，使之溶解，最后用蒸馏水稀释至 150 ml，盛于棕色瓶内，暗冷处保存。

20. 2%的兔血红细胞：以无菌方法抽取兔子静脉血液(加抗凝剂)，用生理盐水洗 5 次，每次 2 000 r/min，离心 5 min，最后按红细胞体积用生理盐水配成 2%红细胞液。

21. 1%鸡血细胞：从健康的鸡翅静脉采血 1 ml，放入盛有 4 ml 的 Alsever 溶液瓶中，混匀置 4℃冰箱保存备用(1 周内使用)。使用前加入 0.85%生理盐水离心(1 500 r/min,10 min)，洗涤 2 次，再用生理盐水配成 1%浓度细胞悬液。

22. Alsever 溶液：葡萄糖 2.05 g，柠檬酸钠($Na_9C_6H_5O_7 \cdot 2H_2O$) 0.89 g，柠檬酸($C_6H_5O_7 \cdot H_2O$)0.05 g，NaCl 0.42 g，蒸馏水 100 ml，调 pH 至 7.2，过滤灭菌或高压灭菌 10 min。

23. 6%淀粉肉汤：称取牛肉膏 0.3 g、蛋白胨 1.0 g、NaCl 0.5 g，加入到 100 ml 蒸馏水中溶解，再加入可溶性淀粉 6.0 g，煮沸灭菌，置 4℃冰箱保存，用时温水浴溶化。

24. 0.3%台盼蓝(trypan blue)染液的配制：台盼蓝 0.3 g，溶于 100 ml Hank 液中。待溶解后，过滤以去除不溶解的杂质。

25. Hank 原液与 Hank 液配制法：

(1) Hank 原液

NaCl	80.0 g
$Na_2HPO_4 \cdot 2H_2O$	0.6 g
KCl	4.0 g
KH_2PO_4	0.6 g
$MgSO_4 \cdot 7H_2O$	2.0 g
葡萄糖	10.0 g (如含 1 份 H_2O 则需 11.0 g)
$CaCl_2$(无水)	1.4 g

加水至 1 000 ml，加入防腐剂（氯仿或双抗）。

(2) 配制程序

1) 称取 1.4 g $CaCl_2$，溶于 30~50 ml 的双蒸水中。

2) 取 1 000 ml 烧杯及容量瓶各一个，先放入双蒸水 800 ml 于烧杯中，然后按上述配方顺序，逐一称取药品。但必须在前一药品完全溶解后，方可加入下一药品。直到葡萄糖完全溶解后，再将已溶解的 $CaCl_2$ 溶液加入，加时要边加边混匀，注意不要出现沉淀。最后在容量杯中加水至 1 000 ml，定容后用滤纸过滤，加入氯仿 2 ml。充分混匀后，分装，盖紧瓶塞，写好标签，置于 4℃ 冰箱保存。

(3) Hank 液配制

Hank 原液	100 ml
双蒸馏水	896 ml
0.5%酚红	4 ml

配制好的 Hank 液，分装，包扎好瓶口，贴好标签，经高压 5.28×10^4 Pa (8 磅)、30 min 或 6.6×10^4 Pa (10 磅)、20 min 灭菌，灭菌后，置于 4℃ 保存。使用时，加入 $NaHCO_3$ 少许，调至所需的 pH。

26. Ringer 溶液：NaCl 0.85 g（变温动物用 0.65 g），KCl 0.25 g，$CaCl_2$ 0.03 g，蒸馏水 100 ml。

27. 1%，1/3 000 中性红溶液：称取 0.5 g 中性红溶于 50 ml Ringer 液，稍加热(30~40℃)使之很快溶解，用滤纸过滤，装入棕色瓶于暗处保存，否则易氧化沉淀，失去染色能力。临用前，取已配制的 1%中性红溶液 1 ml，加入 29 ml Ringer 溶液混匀，装入棕色瓶备用。

28. 1%，1/5 000 詹纳斯绿 B 溶液：称取 50 mg 詹纳斯绿 B 溶于 5 ml Ringer 溶液中，微热(30~40℃)，使之溶解，用滤纸过滤后，即为 1%原液。取 1%原液 1 ml 加入 49 ml Ringer 溶液，即成 1/5 000 工作液，装入瓶中备用。最好现用现配，以保持它的充分氧化能力。

29. 6.0 mmol/L 磷酸缓冲液(pH 6.8)：

$NaH_2PO_4 \cdot 12H_2O$	11.81 g
(或 $NaH_2PO_4 \cdot 2H_2O$	5.92 g)
$KH_2PO_4 \cdot 12H_2O$	4.5 g

溶解于 1 000 ml 蒸馏水中，用 $NaHCO_3$ 调至 pH 6.8。

30. 1%Trion X-100：1 ml Trion X-100 加 99 ml M 缓冲液配制。

31. M 缓冲液(pH 7.2)：

咪唑(imidazole)	3.404 g
KCl	3.7 g
$MgCl_2 \cdot 6H_2O$	101.65 mg
EGTA(乙二醇双醚四乙酸)	380.35 mg
EDTA(乙二胺四乙酸)	29.224 mg
巯基乙醇	0.07 ml
甘油	297 ml
蒸馏水	加至 1 000 ml

用 1 mol/L HCl 调 pH 至 7.2，室温保存。

32. 3%戊二醛：用 88 ml 6.0 mmol/L 磷酸缓冲液将 25%戊二醛 12 ml 稀释成 3%戊二醛。

33. 2%考马斯亮蓝 R250 染色液：称 0.2 g 考马斯亮蓝 R250，加甲醇 46.5 ml、冰醋酸 7.0 ml、蒸馏水 46.5 ml。

34. GKN 缓冲液：称取 8.0 g NaCl，0.4 g KCl，1.77 g $Na_2HPO_4 \cdot 2H_2O$，0.69 g $NaH_2PO_4 \cdot H_2O$，2.0 g 葡萄糖，0.01 g 酚红，溶于 1 000 ml 蒸馏水中。

35. 50%(W/V)PEG 溶液：取 50 g PEG(MW=4 000)放入 100 ml 瓶中，高压灭菌 20 min 后，待 PEG 冷却至 50~60℃(注意勿让其凝固)，加入 50 ml 预热至 50℃的 GKN 液，混匀，置 37℃备用。

36. 0.25 mol/L 蔗糖-0.003 mol/L $CaCl_2$ 溶液

蔗糖	85.5 g
$CaCl_2$	0.33 g

蒸馏水　　　　　　　　　　1 000 ml

37. 1%甲苯胺蓝(toluidine blue)：称取甲苯胺蓝 1 g,加蒸馏水 100 ml。

38. 0.1%秋水仙素(colchicine)溶液：称取 10 mg 秋水仙素,加入 10 ml 0.85%生理盐水。置于棕色瓶中,冰箱保存。

39. 2%柠檬酸钠溶液：称取 2 g 柠檬酸钠(柠檬酸三钠,tri-sodium citrate,AR),溶解于 100 ml 蒸馏水。

40. Giemsa 染液

(1) 贮备液：

Giemsa 粉　　　　　　　　1 g
纯甘油　　　　　　　　　　66 ml
甲醇　　　　　　　　　　　66 ml

先将 Giemsa 粉置于研钵中加少量甘油,充分研磨,呈无颗粒的糊状。再将全部甘油加入,放入 56℃温箱中 2 h,然后加入甲醇,保存于茶色瓶中。一般 2 周后使用为好。

(2) 工作液：临用时将贮备液与 pH 6.8 的磷酸缓冲液按照 1∶20 混合。

41. 改良苯酚品红染液

(1) A 液：碱性品红 3 g,70%乙醇 10 ml。
(2) B 液：A 液 10 ml 加 5%苯酚水溶液 90 ml。
(3) C 液：B 液 55 ml 加 45%6 ml,37%甲醛溶液 6 ml。
(4) 工作液：C 液 10 ml 加 45%冰醋酸 90 ml,山梨酸 1.8 g 混合溶解。

42. 0.25%胰蛋白酶-0.02%EDTA 混合消化液：

胰蛋白酶粉　　　　　　　　0.25 g
EDTA 粉　　　　　　　　　20.0 mg
0.01 mol/L PBS　　　　　　100 ml

先用少量 PBS 溶解胰蛋白酶,然后将 EDTA 粉末和剩下的液体加入混合,置 37℃水浴中 1 h 左右(待彻底溶解,液体呈透明为止),用 G_5 抽滤、分装,置 4℃冰箱中保存。

43. 1640 培养液(含 10%小牛血清)：RPMI-1640 粉 10.39 g 加双蒸水至 1 000 ml,通入适量的 CO_2 气体,边通入 CO_2 边慢慢搅拌,使其完全溶解(呈透明)。用 $NaHCO_3$ 1.5 g 调 pH 值到 7.2。

1 万 U/ml 双抗 10 ml,灭活小牛血清 110 ml。混匀上述液体,立即用 G_6 抽滤除菌分装,置 4℃冰箱备用。

44. 青、链霉素溶液：青霉素钠盐(40 万 U/瓶)5 瓶,链霉素(100 万 U/

瓶)2 瓶。将两者溶于 200 ml 0.9%的无菌生理盐水,分装小瓶,-30℃保存。双抗在培养基中的终浓度为 100 U 为宜。

45. EMEM 液:

EMEM	90%
犊牛血清	10%
双抗(1 万 U/ml)	加至约 100 U/ml
3%谷氨酰胺	1 ml
7.4%NaHCO$_3$	调 pH 至 6.8~7.0

46. 苯硫脲(phenylthiocarbamide,PTC)1~14 溶液:将 1.3 g/L PTC 蒸馏水浓度定为 1 号,以后等量对半稀释到 14 号。

47. 硫堇原液的配制:称取硫堇 4 g,加 50%乙醇 100 ml,滤纸过滤。

48. 醋酸钠缓冲液的配制:称取醋酸钠 1.94 g,巴比妥钠 2.94 g,蒸馏水溶解至 100 ml。

49. 硫堇工作染色液的配制:取硫堇原液 100 ml,0.1 mol/L 盐酸 70 ml,醋酸钠缓冲液 60 ml,调 pH 为 5.7。

50. 肝素钠(肝素):称取 0.2 g 肝素钠溶于 100 ml 双蒸水中,浓度为 0.2%,高压 9.9×10^4 Pa(15 磅)20 min 灭菌。

51. 低渗液:称取 5.593 g KCl 溶于 1 000 ml 双蒸水中即可。

52. 固定液(Carnoy 固定液):甲醇:冰醋酸(3:1),临时配制。

53. 0.02%胰酶:称取 200 mg 胰蛋白酶溶于 10 ml 生理盐水中即为 2%的原液,-20℃保存。取 0.5 ml 原液加 49.5 ml 生理盐水混匀,用 5% NaHCO$_3$ 调 pH 至 7,即可得 0.02%工作液,随用随配。

54. 0.02%EDTA:用生理盐水配成 0.02%EDTA。

55. 500 μg/ml BrdU:在分析天平上用无菌小瓶仔细称取 BrdU 粉 4.2 mg,加入 8.4 ml 无菌生理盐水,摇匀后即成 500 μg/ml 的 BrdU 溶液。黑纸包好,置 4℃冰箱保存。

56. 2×SSC 溶液

A 液(0.30 mol/L 氯化钠):称取 17.54 g 氯化钠溶解在蒸馏水中至 1 000 ml。

B 液(0.030 mol/L 柠檬酸钠):称取 8.82 g 柠檬酸钠溶解在蒸馏水中至 1 000 ml。使用时将 A 和 B 两溶液等容量混合即成 2×SSC 溶液。

57. 环磷酰胺母液:称取 100 mg 环磷酰胺溶解在 5 ml 的生理盐水中,配成 20 mg/ml 的溶液。

58. 环磷酰胺工作液:用时将环磷酰胺母液稀释成 5 mg/ml 即为工作液。

二、人类遗传性状与疾病关联调查表

人类遗传性状与疾病关联调查表

年　月　日填

姓名	年龄	民族	性别	家庭住址		
				省　地区　县(市)　乡(镇)　村(屯)		
家庭成员	年龄	民族	籍贯			
祖父			省　地区　县(市)　乡(镇)　村(屯)			
祖母			省　地区　县(市)　乡(镇)　村(屯)			
母亲			省　地区　县(市)　乡(镇)　村(屯)			
遗传性状						
卷发	头发螺纹	额"V"发突	耳垂	耳垂褶纹	达尔文结节	
＋－	＋－	＋－	＋－	纵横斜无	＋－	
眼睑	耳垢	睫毛	翻舌	卷舌	拇指超伸	
单重	干湿	长短	＋－	＋－	＋－	
小指内弯	惯用手利	身高	体重	血型		
＋－	左右	cm	kg	A, B, AB, O		
PTC尝味						
1	2	3	4　5　6　7　8　9　10　11　12　13　14　15　16			
曾患疾病						
住院情况	时间 确诊 预后					
亲属疾病						
备注	(1)家庭住址是指出生后居住最久之地。(2)遗传性状阳性打"√"。 (3)亲属疾病指一级亲属曾患何种慢性病。(4)近视指视力在1.0以下。					

附 录　　　　　　　　　　　　　　　　　　　109

三、染色体核型分析报告表

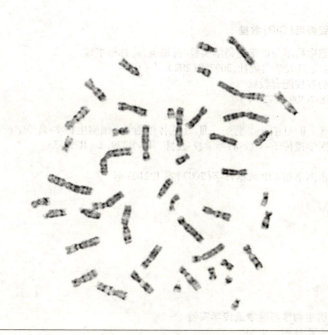

1	2	3			4	5	
6	7	8	9	10	11	12	
13	14	15		16	17	18	
19	20		21		22	性染色体	

核型：

学号：　　报告者

年　月　日

图书在版编目(CIP)数据

医学细胞生物学与医学遗传学实验/肖福英,蒋林彬主编.
—上海:复旦大学出版社,2007.9(2020.2重印)
高等医药院校配套教材
ISBN 978-7-309-05720-1

Ⅰ.医… Ⅱ.①肖…②蒋… Ⅲ.①人体细胞学:细胞生物学-高等学校-教材②医学遗传学-实验-高等学校-教材 Ⅳ.R329.2 R394-33

中国版本图书馆 CIP 数据核字(2007)第 132103 号

医学细胞生物学与医学遗传学实验
肖福英 蒋林彬 主编
责任编辑/宫建平

复旦大学出版社有限公司出版发行
上海市国权路 579 号 邮编:200433
网址:fupnet@fudanpress.com http://www.fudanpress.com
门市零售:86-21-65642857 团体订购:86-21-65118853
外埠邮购:86-21-65109143 出版部电话:86-21-65642845
大丰市科星印刷有限责任公司

开本 787×960 1/16 印张 7.25 字数 122 千
2020 年 2 月第 1 版第 6 次印刷
印数 9 001—10 100

ISBN 978-7-309-05720-1/R·994
定价:15.00 元

如有印装质量问题,请向复旦大学出版社有限公司出版部调换。
版权所有 侵权必究